LES

NOUVELLES ACQUSITIONS

SUR LES

MALADIES CHARBONNEUSES

PAR

René RAIMBERT,

Docteur en médecine de la Faculté de Paris,
Ancien externe des hôpitaux.

PARIS

A. PARENT, IMPRIMEUR DE LA FACULTE DE MEDECINE

29-31, RUE MONSIEUR-LE-PRINCE, 29-31

1880

LES

NOUVELLES ACQUSITIONS

SUR LES

MALADIES CHARBONNEUSES

PAR

René RAIMBERT,

Docteur en médecine de la Faculté de Paris,
Ancien externe des hôpitaux.

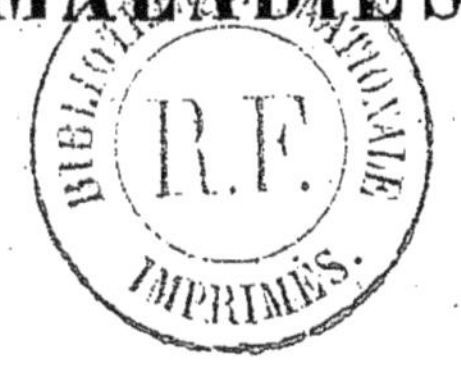

PARIS

A. PARENT, IMPRIMEUR DE LA FACULTÉ DE MÉDECINE

29-31, RUE MONSIEUR-LE-PRINCE, 29-31

—

1880

A MON PÈRE

A MA MÈRE

A MES FRÈRES ET SŒURS

A MES PARENTS

A MES AMIS

LES NOUVELLES ACQUISITIONS

SUR LES

MALADIES CHARBONNEUSES

Je n'ai pas la prétention dans ce travail d'apporter des vues nouvelles. Les maladies charbonneuses ont été depuis quelques années l'objet de tant de recherches de la part d'hommes exercés ayant à leur service des moyens exceptionnels, un outillage spécial; ils ont soulevé des questions si ardues et si complexes, ils les ont approfondies et résolues d'une façon si magistrale, que je serais mal venu à vouloir faire dans ce travail autre chose qu'enregistrer les grands progrès qu'ils ont fait faire à la science, progrès tels que ce groupe d'affections est certainement aujourd'hui l'un des plus sûrement connus de la pathologie.

Mon but est donc uniquement de faire pour ainsi dire l'inventaire de la science à ce sujet, d'analyser les travaux les plus récents et de mettre en relief les connaissances dont l'acquisition m'a paru définitive et m'a semblé apporter à la pratique médicale les données les plus précise et le s plus sûres.

Je ne négligerai cependant pas celles qui, tout en n'étant que théoriques, tendent à ouvrir de nouveaux horizons, et devront être le point de départ de recherches ultérieures.

La découverte de la bactéridie a surtout donné aux travaux scientifiques un élan et une direction tout particuliers. C'est donc par l'étude de cet organisme que je commencerai.

———

J'ai cité chemin faisant les endroits à consulter. Cette façon d'indiquer où l'on devra faire des recherches sur un point particulier m'a semblé la plus avantageuse.

———

Bactéridie.

Découverte en 1850 par MM. Davaine et Rayer dans le sang des animaux atteints du sang de rate (m. charbonneuse du mouton); étudiée en 1860 par Delafond, elle devient en 1869 de la part de M. Davaine l'objet de recherches nouvelles. Il la désigne d'abord sous le nom de bactérie, à cause de ses rapports avec le microbe ainsi nommé de certaines fermentations, de la fermentation butyrique entre autres; mais lui ayant reconnu des caractères propres, il lui imposa le nom de *bactéridie*.

Que ce soit un animal, comme le veut M. Pasteur s'appuyant sur ce qu'elle présente des mouvements propres; que soit plutôt un végétal, suivant l'opinion de M. Robin et de la plupart des auteurs se fondant sur ses réactions et son évolution; que ce soit une algue, une oscillariée (Davaine) ou plutôt un champignon, quand j'aurai dit qu'en 1874, M. Robin prétendait encore avoir démontré son identité avec le leptotrix buccalis, on comprendra que je n'insiste pas sur un point aussi peu net et qui n'a pas en pratique un bien grand intérêt.

Les bactéridies sont des filaments droits, quelquefois infléchis à angles obtus, en 2, 3, 4 points, sans mouvements spontanés ou agitées seulement d'un léger mouvement d'oscillation, très flexibles et, quand on les examine dans le courant sanguin, par exemple, il n'est pas rare de les voir se replier sur elles-mêmes sous l'influence des obstacles. Elles ont de 3 à 12 μ de longueur, quelquefois jusqu'à 50 μ et une épaisseur de 5 à 10 μ. Leurs bords sont généralement unis, mais, dans le sang d'animaux morts depuis un certain temps, ils sont plus ou moins crénelés. Ces crénelures sont l'indice de leur disposition à se diviser en spores.

Les bactéridies se reproduisent, en effet, par scissiparité. Koch a aussi observé que lorsqu'elles arrivent à un certain développement, il apparaît dans leur intérieur des granulations arrondies, brillantes, régulièrement distribuées, qui sont de véritables spores. La bactéridie se divise alors, ces granulations s'isolent et deviennent les germes d'une génération future.

Suivant MM. Pasteur et Joubert, la bactéridie qu'ils ont surtout étudiée en la cultivant, soit dans de l'urine neutre ou légèrement alcaline, soit dans une solution minérale artificielle (cendre de levûre, tartrate d'ammoniaque et sucre), où, dans certaines conditions de chaleur et d'oxygénation, elle se reproduit comme dans le sang des animaux, et, en l'isolant par des ensemencements successifs de tous les autres éléments, suivant MM. Pasteur et Joubert, dis-je, la bactéridie peut se présenter sous deux formes : celle des de bâtonnets, que l'alcool, l'oxygène comprimé, une température de 50°, la putréfaction et des liquides antiseptiques très dilués peuvent détruire; celle de corpuscules brillants qui résistent à une température de 120°, à l'alcool, à l'oxygène comprimé au moins pendant quelques semaines (Bert) à l'humidité, et qui, après plusieurs années, ont conservé toute leur puissance. Ces corpuscules qui sont le produit de la segmentation de la bactéridie, se manifestent sur un ou plusieurs points de sa longueur sous forme de globules très réfringents dont le diamètre égale à peu près l'épaisseur du bâtonnet, et dont l'apparition est suivie d'une prompte résorption de celui-ci.

Voici du reste comment se fait leur développement :

D'après Koch, on voit la spore s'entourer d'une masse gélatineuse, arrondie, qui se fait ovoïde, s'allonge, puis devient filiforme. Enfin la spore diminue, pâlit, se fragmente, disparaît, et le bâtonnet reste seul.

Pour Toussaint, la matière gélatineuse de Koch pourrait envelopper aussi bien les bactéridies que les spores : ce serait une sorte de sécrétion du microphyte, rappelant la myéline par son aspect, mais ne s'observant que lorsqu'il y a un grand nombre de bactéridies, et surtout avec un commencement de putréfaction ; on ne la trouverait que très rarement dans les cultures dépourvues d'autres vibrions, et jamais quand les spores se développent dans un liquide frais. Voici d'après lui ce qui se passe.

Les spores, d'abord très réfringentes et animées du mouvement brownien, perdent ces deux propriétés au bout d'une demi-heure à une heure de 37° et 38°, puis elles deviennent pâles et très finement granuleuses, s'allongent au point d'avoir doublé ou triplé en deux heures, et dès lors leur accroissement fait de rapides progrès. Douées de très légers mouvements qui leur permettent de changer leurs rapports dans les premiers temps de leur existence, elles les perdent quand elles ont acquis assez de longueur pour se segmenter. On les voit souvent s'amasser en paquets, s'accoller, s'enrouler les unes aux autres, présentant parfois la disposition des torons d'une corde usée. Cependant

elles augmentent de diamètre et renferment un protoplasma légèrement granuleux. Dans les dernières heures
on observe des traits transversaux indiquant une division
en articles. Puis le protoplasma se rétracte, et l'on voit
apparaître à chaque extrémité des segments une masse
réfringente, ovoïde : dans cet état, comme le dit Kock, la
bactéridie offre l'aspect d'un chapelet de perles ; celles-ci
le plus souvent rapprochées deux par deux, séparées par
un trait transversal si la bactéridie est segmentée. Ce
travail s'effectue au bout de 16 à 18 heures à l'air et surtout à la lumière, et alors on n'aperçoit pas de cloisons
transversales ; dans l'obscurité le développement des spores
est plus lent et les cloisons le précèdent souvent. Enfin
les contours pâlissent et il ne reste plus qu'une substance
granuleuse entourant les spores qui, animées de mouvements browniens, se rapprochent bientôt les unes des autres
et forment des amas brillants au milieu de la poussière
grisâtre, résultat de la désagrégation des filaments.

Si on cultive des spores dans le sérum du sang du chien,
on peut arriver à un bien autre résultat : « Les filaments
prennent un diamètre tranversal presque double du diamètre ordinaire, puis le protoplasma s'amasse en certains
points... Dans une dernière période les points occupés par
le protoplasma condensé augmentent considérablement et
forment des organes ovoïdes ou bien renflés en boule ou en
gourde... Dans l'intérieur de ces sporanges se forment
enfin 3, 6 ou 8 spores, puis par dissociation de la membrane les spores deviennent libres. »

Quand il y a peu d'oxygène, la bactéridie reste petite et
ne produit pas de spores. C'est qu'en effet elle a besoin
d'oxygène pour vivre. Placée dans un milieu confiné, elle
périt d'autant plus vite que la température est plus élevée,

ce que Toussaint attribue à l'épuisement plus rapide de l'oxygène. Elle disparaît au sein des liquides en présence de l'acide carbonique, disparition absolue avec le temps s'il n'y avait pas de corpuscules (Pasteur). Enfin elle se reproduit indéfiniment sous les mêmes formes quels que soient les changements de milieux qu'on lui fait subir, « argument d'une grande valeur contre certaines théories allemandes (Nœgeli) qui ne voudraient voir dans les maladies infectieuses que des effets différents causés par un très petit nombre d'espèces ou même par une seule espèce polymorphe » (Toussaint).

Pour découvrir les bactéridies, il faut dilacérer ou écraser les tissus qui les contiennent dans une goutte d'eau. Si ces tissus ont été durcis par l'alcool ou l'acide chromique, il faut dissocier ou dissoudre leurs éléments avec la potasse caustique ; les bactéridies se dégagent alors surtout si l'on vient à comprimer la parcelle soumise à l'examen microscopique, et à faire glisser l'une sur l'autre les deux lames de verre entre lesquelles on l'a disposée ; elles se répandent dans le liquide qui entoure cette parcelle et deviennent très apparentes avec un grossissement de 500 diamètres. Cette manœuvre permet de les distinguer des cristaux en aiguille de margarine qui seraient renfermés dans les vésicules adipeuses du derme et que la potasse altère et dissout. (Davaine.)

Le sang est le principal siège des bactéridies ; elles y apparaissent généralement 4 à 5 heures avant la mort de l'animal. Courtes et rares au début, elles augmentent incessamment de nombre et de longueur, leur développement est très rapide. Cultivées dans le champ du microscope, en moins d'une heure elles ont doublé, après 2 heures elles ont décuplé, elles le couvrent complètement et le débordent au bout de sept à huit heures. Beaucoup plus nombreuses dans les capillaires que dans les gros vaisseaux, pour ceux-ci c'est dans le cœur qu'on les trouve le plus facilement, souvent alors dans des concrétions fibrineuses placées entre les colonnes charnues ou dans les oreillettes. Leur nombre a été évalué au moyen du compte-globules à 5 ou 6 millions par millimètre cube, et aussi considérable que celui des globules du sang (Toussaint). Les organes les plus vasculaires en contiennent le plus : la rate, puis les reins, les poumons, le foie sont ceux où elles se trouvent en plus grand nombre, et si on les injecte à des animaux réfractaires au charbon, une partie est arrêtée par les capillaires du poumon, une autre partie se retrouve, après la mort, dans la rate. On les rencontre encore dans le placenta, et non dans les organes et le sang du fœtus.

Le sang dans lequel elles existent tend à se fluidifier ; son plasma éprouve des modifications par suite desquelles il filtre à travers les vaisseaux, les séreuses, les tissus des ganglions. Ses globules tendent à perdre leurs contours ; ils deviennent mous, s'agglutinent facilement ; l'hémoglobine se modifie physiquement et chimiquement, elle se diffuse dans le sérum, la muqueuse intestinale et bronchique, etc. (Colin). Ce sang est en outre devenu capable, lorsqu'il est inoculé, de produire des altérations semblables caractérisées, outre ce que je viens de dire, par la présence de bactéridies et la faculté de transmettre indéfiniment cette sorte de virulence par inoculations successives ; enfin de déterminer la mort. L'inoculation de moins de un 100,000ᵉ de goutte suffit à produire ce résultat.

La dessiccation conserve au sang ces propriétés, si elle est opérée assez rapidement pour que la putréfaction n'ait pas eu le temps de se développer et au-dessous de 42° ; quelques degrés de plus pouvant amener la mort des bactéridies; ils peuvent alors supporter une haute température, ainsi du sang rapidement desséché en présence du chlorure de calcium puis porté à 100° pendant cinq minutes conserve ses propriétés nocives : la bactéridie est réviviscente.

En 1869, M. Bouley avait prétendu que le sang desséché était inoffensif et ne redevenait toxique qu'après dilution; mais mon père opposa des inoculations fructueuses faites avec du sang et des pustules malignes désséchés. C'est qu'en effet, si l'on conçoit que la bactéridie ait besoin de liquide pour revivre, l'organisme où elle est introduite se charge de le fournir. Mais il est évidemment des cas où les matières charbonneuses deviennent inertes, sans que les conditions qui amènent ce changement soient bien déterminées. J'ai tenté cette année plusieurs inoculations avec du sang desséché depuis quelques mois seulement, et cela sans aucun succès. Un seul animal succomba; je crus trouver dans son sang quelques bactéridies, mais les inoculations que j'en fis restèrent vaines. La même chose était arrivée il y a quelques années à M. P. Bert à qui mon père avait expédié du sang dans les mêmes conditions.

Les carnassiers, les oiseaux paraissent réfractaires à l'inoculation. Toutefois, M. Pasteur a fait voir qu'elle pouvait déterminer la mort de certaines espèces, à la condition d'abaisser leur température, et qu'une poule inoculée, dont le tiers du corps était plongé dans un bain d'eau froide, mourait le lendemain, le sang rempli de bactéridies, tandis qu'une autre poule, inoculée au même moment avec une quantité deux fois plus grande du liquide infectieux, mais laissée dans ses conditions de vie normales, avait continué de vivre en parfaite santé. Il a, en outre, montré qu'en élevant la température de l'animal refroidi, la bactéridie se résorbe, et que la guérison a lieu jusque dans les derniers moments de la vie.

Le mode d'alimentation n'est pas non plus sans influence. Feser est arrivé à rendre des rats à peu près ininoculables en les élevant avec de la viande; il faut alors des doses considérables pour amener leur mort. Elevés au pain, ils s'inoculent au contraire très facilement.

Même chez les animaux réfractaires, ces inoculations ne sont pas toujours inoffensives ; ceux-ci peuvent présenter des accidents locaux plus ou moins graves, ou même finir par succomber après des phénomènes dont la cause ne réside plus dans les propriétés toxiques du sang. (Chauveau, Exp. inédites.)

J'ai dit que la putréfaction détruisait les bactéridies. Cette destruction a lieu, suivant M. Pasteur, un certain temps après la mort, par la production en grand nombre de vibrions en présence desquels le développement du microbe ne peut avoir lieu, parce que, être aérolie, il doit trouver dans le sang l'oxygène dont il a besoin pour vivre, qu'il absorbe cet oxygène et exhale de l'acide carbonique, tandis que les vibrions, qui sont anaérobies et n'ont pas besoin d'oxygène libre, se multiplient et finissent en quelque sorte par l'étouffer. Si on inocule alors ce sang à un animal, celui-ci meurt de septicémie et non du charbon. Ces faits expliquent pourquoi du sang provenant d'un animal dûment charbonneux inoculé à des animaux sains peut entraîner leur mort sans qu'il y ait trace de bactéridies dans leur sang. C'est que, dans ces cas, à côté du vibrion charbonneux, il en existe un autre plus actif et plus rapide dans ses effets, tandis que celui du charbon a été annulé par la décomposition putride en voie de s'effectuer. (Toussaint.)

Mais la putréfaction ne détruit pas la virulence charbonneuse ; les spores résistent, nous l'avons vu, et peuvent
garder toute leur puissance pendant plusieurs années ; ils
peuvent se conserver longtemps dans le sol, sur la terre,
les plantes ou des objets souillés par le sang, les déjections
d'un animal infecté.

M. Colin a contredit ces résultats ; mais si les observations qu'il a faites ont été négatives, cela tient à ce qu'il
ne s'est pas placé dans les mêmes conditions; aussi ne
peuvent-elles infirmer les expériences si rigoureuses de
M. Pasteur.

Ces recherches ont la plus grande importance au point
de vue de la police sanitaire. Elles démontrent la nécesité
de ne pas laisser dépouiller les cadavres d'animaux morts
du charbon hors des ateliers d'équarrissage, ni même de
les enfouir, à moins qu'on associe au cadavre de la chaux
vive, substance capable d'opérer rapidement la destruction des matières organiques et des germes qu'elles contiennent. (Bouley.)

Divers agents chimiques mêlés au sang détruisent aussi
ses propriétés nocives. Si on mélange avec de l'eau un 100ᵉ,
un 1,000ᵉ, un 10,000ᵉ de sang charbonneux et si on ajoute à
cette eau la substance dont on veut reconnaître l'action
antivirulente, il suffit après un certain temps de contact
d'injecter à un cobaye une goutte de ce liquide pour obtenir
le résultat cherché. En effet, si l'animal continue de vivre,
c'est que le virus a été détruit par l'agent chimique employé ; il mourra au contraire si le virus est resté intact.
Or il résulte d'expériences successives que la puissance
antivirulente des diverses substances peut être représentée
par les chiffres suivants : salicylate de soude, un 50ᵉ; ammoniaque, vinaigre ordinaire, acide phénique, un 200ᵉ;

permanganate de potasse, un 250°; potasse caustique, un 275°; chlorure d'oxyde de sodium, un 600°; acide sulfurique un 3,000°; solution d'iode iodurée, un 10,000°(Davaine).

Je dirai plus loin quelles conséquences pratiques découlent de ce genre d'expériences; mais de nombreux essais sont nécessaires. On voit même des cobayes, animal cependant très sensible, résister naturellement à l'inoculation, et il faudra toujours inoculer concurremment du même sang non traité par le réactif expérimenté, pour voir les résultats comparatifs. Il ne faut pas non plus perdre de vue la remarque de M. Colin, à savoir que quand on inocule du sang préalablement mélangé d'iode, d'acide phénique..., on altère chimiquement la masse du sang; mieux vaudra donc employer la méthode de cet auteur qui inocule séparément le liquide infectieux et la substance dont il veut éprouver les qualités préservatrices.

Les bactéridies sont-elles cause ou effet de la maladie charbonneuse?

Mais les bactéridies sont-elles cause ou effet des maladies charbonneuses? Cette question débattue depuis leur découverte dans le sang des animaux morts du charbon a donné naissance à de nombreux et remarquables travaux. D'un côté MM. Davaine, Pasteur, Toussaint, etc., affirment que la bactéridie est le principe actif, la cause du charbon; de l'autre MM. Leplat et Jaillard, Sanson, Brauell, Bert, Robin, Colin se sont élevés contre cette manière de voir. M. Colin est aujourd'hui à peu près le seul champion de cette cause.

M. Davaine appuie son opinion sur les faits suivants :

Les bactéridies se trouvent dans toute maladie charbonneuse, quelle que soit sa forme, et chez tout animal atteint de cette maladie, à quelque espèce qu'il appartienne.

L'apparition de ces corpuscules dans le sang de rate, etc., *précède* celle des phénomènes morbides ; ils ne se développent pas chez les animaux réfractaires.

La rapidité de la mort est en rapport avec la quantité de bactéridies injectées dans le sang.

Le sang cesse d'être contagieux lorsque les bactéridies ont disparu.

Un cobaye inoculé en état de gestation avancée présente de nombreuses bactéridies dans son sang et dans celui du placenta (fait constaté également par Brauell pour la race bovine), mais on n'en rencontre aucune ni dans le sang, ni dans les organes du fœtus et, si on inocule des cobayes avec le sang du placenta, d'autres avec celui du fœtus, les premiers meurent infestés de bactéridies, les seconds continuent de vivre.

A ces arguments, M. Pasteur ajoute :

Si on cultive la bactéridie dans des liquides appropriés, prenant une goutte du liquide infecté pour la semer dans un autre liquide de culture et ainsi de suite pendant des mois, des années, puis si l'on inocule les liquides des dernières cultures ils exercent leurs ravages avec la même efficacité que le sang charbonneux lui-même, quel qu'ait été le nombre des transports d'un liquide dans un autre. (Ac. sc., avril 1877).

On ne saurait douter à la suite de ces expériences que la virulence charbonneuse n'appartient ni aux globules rouges, poisseux, ni aux globules blancs qui ont dû s'éteindre absolument par la répétition de ces cultures successives. Reste l'hypothèse d'une substance diastasique soluble ou

Raimbert.   2 d'un virus à granulations microscopiques. M. Pasteur filtre alors sur le plâtre les liquides chargés de bactéridies, et le liquide filtré est absolument inoffensif.

La filtration à travers le plâtre, objecte M. Colin, peut parfaitement altérer des ferments comme elle altère des substances salines. Mais cette objection se trouve réfutée par de nouvelles expériences de Toussaint, qui filtre à travers huit feuilles de papier fin « mouillées, puis pressées l'une contre l'autre. » Le sérum, ajoute-t-il, passe avec lenteur, il contient des granulations du sang et même quelques globules blancs. Injecté, ce liquide reste inoffensif. Ainsi se trouve en outre rejetée l'hypothèse d'un virus à granulations microscopiques.

De tout ce qui précède, il semble qu'il ne puisse exister de doutes sur la nature parasitaire du charbon et que la bactéridie est réellement et exclusivement la cause de cette affection ; cependant M. Colin professe que l'infection charbonneuse est indépendante de la bactéridie. Il tire les arguments en faveur de sa doctrine des faits et expériences suivants :

1° Le sang d'un animal, inoculé, ne renferme pas de bactéridies dans les premières minutes qui suivent l'inoculation, et cependant déjà l'animal est infecté. En effet, si après avoir inoculé la pointe de l'oreille, on coupe cette oreille au bout de cinq minutes, l'animal n'en mourra pas moins du charbon, bien que son sang ne renferme pas encore de bactéridies, et qu'examiné d'heure en heure, il n'en présente pas avant plusieurs heures.

Il me suffira de faire remarquer la difficulté qu'il y aurait à rechercher dans la masse du sang une ou deux bactéridies, qui vont, par leur multiplication, pouvoir infecter dans quelques instants l'économie tout entière, et cette remarque s'appliquera également à l'objection suivante :

2° Si d'heure en heure on extrait un peu de sang de la veine de l'animal inoculé, et si, pour essayer sa virulence, on le fait servir chaque fois à de nouvelles inoculations, on constate qu'après quelques heures, il commence à communiquer le charbon, bien qu'on n'y aperçoive point encore de bactéridies. Cette période de virulence sans bactéridies est *très courte*, puis les bactéridies font leur apparition.

3° La virulence, sans bactéridies, s'observe également dans le sérum obtenu après la coagulation du sang charbonneux. Les bactéridies étant retenues dans les mailles du coagulum, ce sérum n'en présente pas, mais il communique le charbon.

Reste à faire la preuve que toutes les bactéridies, tous les corpuscules-germes sont englobés dans lcoagulum, qu'il n'en reste aucun en dehors. Delafond dit, en effet, qu'ils sont devenus rares dans le sérum ; mais si rares qu'ils soient, il y a, comme résultat pratique, loin de là à leur complète absence.

De plus, ajoute M. Colin, dans un sens opposé, une vache pleine étant morte du charbon, on trouve son sang chargé de bactéridies, ce sang inoculé à des lapins les tue, mais, *résultat inattendu*, on trouve aussi des bactéridies dans le sang du fœtus à mi-terme qu'elle portait, et ce sang inoculé à des animaux reste complètement inoffensif.

A quoi M. Pasteur répond que la bactéridie charbonneuse n'a pas des caractères tellement tranchés, tellement spécifiques, qu'ils permettent dans un cas de ce genre, d'affirmer que c'est bien à elle que l'on a affaire.

A l'appui de ces faits, M. Colin en invoque d'autres qui lui paraissent également se concilier mal avec le rôle attribué à la bactéridie, et je n'ai pas vu que l'on y ait jusqu'à présent répondu d'une façon péremptoire. Mais de ce qu'il y a des faits dont l'explication nous échappe, en faut-il conclure que la doctrine qu'ils ont la prétention de battre en brèche soit fausse, surtout quand elle paraît aussi bien assise que celle que je viens d'exposer? Il semble plutôt que cela indique, et personne n'en doute, qu'il y a encore des points obscurs que tous nos efforts doivent tendre à éclaircir.

Quand on abandonne à lui-même du sang charbonneux, on remarque que, pendant les premiers jours, ce sang est extrêmement virulent, puis il devient inoffensif, puis il redevient virulent et communique la septicémie, puis il redevient pour la dernière fois inoffensif. Or c'est justement au moment où les bactéridies produisent en grande quantité les corpuscules-germes que le sang perd pour la première fois sa virulence. Cela s'explique beaucoup mieux dans l'hypothèse d'un ferment qu'un commencement de putréfaction viendrait détruire. Mais ne sont-ce pas les vibrions de la putréfaction qui, dans ce cas, viennent détruire les bactéridies? Non, car en mélangeant une goutte de sang encore actif avec quelques gouttes de sang putride, chargé de vibrions, la virulence spéciale n'a pas été détruite et les animaux auxquels ce mélange a été inoculé sont morts du charbon. Au contraire, ce sang, mêlé à de l'alcool, devient inerte, quoique M. Pasteur prétende que les corpuscules-germes résistent à l'alcool.

Il y a dans ces expériences quelque chose de peu défini, et l'on arrivera facilement à en saisir la signification en les comparant aux résultats suivants :

Sur quatre animaux inoculés avec des débris provenant d'un animal mort du sang de rate, un meurt du charbon, un n'éprouve rien, deux autres sont malades dont l'un finit par succomber. Doit-on en conclure, ajoute M. Toussaint à qui j'emprunte ces résultats, que l'agent du charbon agit de façons différentes ? Non, mais faisant la part de la putréfaction qui déjà avait commencé, on doit se dire que les liquides étaient en partie altérés ; des bactéridies, qu avaient résisté à la putréfaction, ont pu développer le charbon ; chez les autres animaux ce sont des substances septiques ou les produits de la putréfaction qui ont amené la maladie de l'un et la mort de l'autre. — Puis quels étaient les animaux inoculés ? Cette question n'est pas indifférente car ils ne sont pas tous également sensibles aux différents virus. Ainsi, que l'on mélange du sang septicémique à du sang charbonneux, ce mélange injecté à un mouton et à un lapin fera mourir le premier du charbon, le second de la septicémie.

Au point de vue de la pathogénie et de l'observation clinique, M. Colin trouve également peu satisfaisante la théorie bactéridienne. En effet le charbon sévit dans certaines provinces déterminées ; il y revêt un caractère épidémique : on le voit parfois en hiver alors qu'il n'y a plus de mouches inoculatrices ; il est souvent bien difficile de déterminer comment la contagion aurait pu avoir lieu. M. Colin pense donc que les bactéridies ont besoin pour se développer de trouver un milieu favorable (ce qui, je crois, n'a jamais fait de doute pour personne) ; leur multiplication dans le sang est un effet, non la cause de la maladie.

Cette conséquence ne semble pas absolument démontrée par ce qui précède. Quant aux faits, nous verrons au chapitre suivant jusqu'à quel point il faut en tenir compte.

Dans une note sur le rôle que jouent les ganglions lymphatiques dans l'infection charbonneuse, M. Colin revient pour la confirmer sur l'existence de la virulence avant l'apparition de la bactéridie. Il admet que les ganglions lymphatiques sont les premiers organes qui acquièrent la virulence à la suite de la pénétration du virus charbonneux, et cela un certain temps avant l'apparition des bactéridies dans leur intérieur, alors que la virulence n'appartient à un degré quelconque ni au sang, ni aux organes très vasculaires, etc. Il a en effet examiné au microscope l'intérieur d'un ganglion virulent et n'y a pas rencontré la bactéridie ; de plus, il a pratiqué le procédé de la culture, non pas, il est vrai, en dehors de l'économie, méthode qu'il considère comme défectueuse parce qu'elle donne naissance à des bactéridies qui ne sont pas charbonneuses et ne peuvent par conséquent produire le charbon (!!), mais en inoculant la substance du ganglion infiltré à des animaux sains, et les résultats ont été d'accord avec ceux que lui a donné l'examen microscopique. Ils lui ont démontré qu'il y a deux époques dans la virulence, une première où elle existe sans bactéridies, une deuxième dans laquelle il y a coexistence de la virulence et de la bactéridie.

M. Pasteur conteste l'apparition de la virulence avant celle de la bactéridie et prétend que pour démontrer la priorité de la première il eût fallu prendre une parcelle de l'intérieur du ganglion à la pointe d'une aiguille et la transporter dans un milieu de culture, où, n'y eût-il qu'une bactéridie, le liquide se serait couvert d'une telle quantité de ces microbes qu'ils y auraient formé un véritable feutrage, ce que n'a pas fait M. Colin ; si dans ces conditions le liquide était resté limpide tout en devenant

virulent, la virulence sans bactéridie eût été demontrée.
Quant à l'argument puisé dans ce fait qu'à un moment
donné M. Colin n'a pas découvert de bactéridies avec le
microscope, il est, ajoute M. Pasteur, complètement sans
valeur par cette raison que pour examiner au microscope
avec un grossissement de 500 diamètres, une coupe de ce
ganglion, ayant un centimètre carré de surface, c'est, en
réalité, une surface de cinq mètres carrés, c'est-à-dire de
vingt-cinq centimètres carrés d'étendue que l'œil devra
fouiller pour y découvrir la bactéridie : l'observation microscopique est donc illusoire.

En présence d'affirmations aussi contradictoires, l'Académie de médecine a renvoyé à une commission l'examen
des différentes questions qui se rattachent au rôle que joue
la bactéridie dans la production du charbon.

Qu'il me soit, du reste, permis en terminant ce chapitre,
de faire remarquer combien est défectueux ce que M. Colin
appelle *son mode de culture*. Il oppose, en effet, aux partisans de l'infection bactéridienne les résultats de ce qu'il
appelle la culture dans l'organisme, se plaçant ainsi, de
prime abord, sur un terrain différent du leur, puisque ceux-
ci déclarent que l'organisme n'est pas un milieu favorable
au développement du microbe. Ne voyons-nous pas en
effet les bactéridies développées dans un milieu favorable,
dans les liquides de culture par exemple, acquérir des di-
mensions considérables ; former, dit Koch, des paquets de
filaments entrelacés ? Quelle différence avec les petits bâtonnets courts que l'on aperçoit dans le sang ! Au point de
vue pratique, beaucoup d'expérimentateurs ont vu échouer
des inoculations faites en apparence dans les meilleures
conditions, et les praticiens ont souvent rencontré des pustules malignes avortant. Dans la thèse de Planté (1866),

on voit trois personnes inoculées en opérant une vache malade et chez toutes la guérison est, pour ainsi dire, spontanée. Sans rappeler des exemples classiques des inoculations infructueuses du Dᴿ Boinet, de l'Association médicale d'Eure-et-Loir, etc., on trouvera dans cette thèse un certain nombre de faits analogues.

Enfin, après tout ce que je viens de dire, il sera je pense inutile de reprendre à part les arguments de M. Robin pour qui l'action propre des bactéridies ne prouve pas l'absence de passage à l'état virulent des mucus, plasmas et sérosités, ou qui prétend même que ces microrganismes ne sont que les véhicules des matières, soit infectieuses, soit virulentes, dont ils sont imbibés ou seulement comme vernissés, et que le lavage peut débarrasser de la spécificité pathogénique.

II.

Maladies charbonneuses.

ÉTIOLOGIE.

L'origine de la bactérie charbonneuse est encore à découvrir. On ignore où elle se développe primitivement, et dans quelles conditions ; si elle vient du dehors ou peut prendre naissance dans l'organisme des animaux. Pour M. Leblanc, les germes ne viennent pas toujours d'animaux charbonneux et peuvent exister dans les plantes ; il accuse notamment l'alimentation par ces fourrages aigres récoltés sur les prés inondés en hiver, brûlés en été : « A Soumagne..., dès qu'on supprime cet aliment, la maladie cesse et l'on ne prend cependant aucune précaution contre la contagion. » La recherche de la bactéridie est d'ailleurs pleine de difficultés résultant surtout de ce qu'elle n'a pas de caractères assez tranchés, assez spécifiques pour être facilement reconnue avec certitude au milieu des bactéries ou des vibrions qui existent dans toutes les matières organiques en décomposition dans le sol, sur la terre, et même sur les plantes qui servent de nourriture aux bestiaux. En revanche, la façon dont elle pénètre dans l'organisme est assez bien déterminée aujourd'hui.

Depuis longtemps on avait remarqué les lésions subies par les ganglions d'où relève le point inoculé, et l'on est frappé maintenant, en parcourant les observations de charbon spontané, voire de fièvre charbonneuse comme on en rencontre un exemple dans le traité de mon père, de trouver l'engorgement ganglionnaire presque toujours signalé, mais on le rapportait à l'inflammation développée au point d'insertion ou par l'action du caustique. On possède entre autres une observation communiquée par M. Ferréol à la Société de biologie (1866), où se trouve consigné ce fait que « les ganglions sous-maxillaires apparaissent, au toucher, gros, indurés, douloureux, *à mesure que le gonflement œdémato-phlegmoneux disparaît.* » Et cependant on n'était arrivé à tirer de la aucune conclusion pratique.

Dans la séance du 18 février 1878, M. Colin lisait à l'Académie de médecine les conclusions suivantes :

1° Les ganglions lymphatiques sont les premiers organes à acquérir la virulence à la suite du dépôt ou de la pénétration du virus charbonneux dans un point de l'organisme

2° Ils se transforment en foyers virulents à la fois par apport et par régénération du virus charbonneux dans leur tissu et dans les liquides dont ils sont imprégnés.

3º A un moment d'assez longue durée, ils sont, avec la piqûre et son œdème environnant, la seule partie de l'économie douée de propriétés virulentes.

Le 3 juin 1878, M. Toussaint, signalant le mode de progression, la marche des bactéridies pour parvenir du point d'inoculation au sang, ajoutait : « La connaissance de ces faits... permettra de déterminer en quel point de l'économie et par quelle voie les parasites s'introduisent. »

Partant de ce fait qu'on peut toujours déterminer par l'anatomie pathologique, le lieu par où les bactéridies se sont introduites, que, sauf quelques exceptions déterminées plus loin, l'on ne trouve de bactéridies que « dans les seuls ganglions placés sur le trajet des lymphatiques venant du point inoculé, » il arrive à démontrer l'endroit par où le virus a pénétré. Sur 12 moutons morts soi-disant du charbon spontané, 11 avaient été inoculés par la bouche ou le pharynx, le 12ᵉ par le membre postérieur droit. Il arrive au même résultat pour 2 vaches ayant succombé dans les mêmes conditions.

D'autre part, des expériences entreprises dans la même saison (août-septembre 1848), par MM. Pasteur, Chamberland et Vinsot, dans le but également d'éclairer l'étiologie du charbon spontané, ont appris : que si on arrose des aliments destinés aux bestiaux avec un liquide dans lequel la bactéridie a été cultivée, il se produit quelques cas de charbon qui se comportent exactement comme le charbon dit spontané. Mais si, à ces aliments arrosés de liquide bactérifère, on ajoute des chardons, des barbes d'épis d'orge, etc., capables de produire des blessures dans la bouche, sur la langue, le pharynx...., le nombre des animaux atteints devient beaucoup plus considérable. Ce qui conduit à ces conclusions : que le charbon, dit spontané, se communique ou plutôt est inoculé aux animaux par des aliments recouverts de germes, quand ces animaux ont des blessures dans les premières voies digestives, blessures inoffensives en dehors de cette circonstance, et qui *exis-tent presque toujours dans la bouche des animaux*, cau-sées soit par les dents, soit par les aliments secs, les plantes piquantes (Toussaint), qu'il faudra donc autant que pos-sible écarter de l'alimentation des animaux ou ne donner qu'après les avoir mouillés ou fait fermenter avec des four-rages verts. (Pasteur.)

Mais d'où viennent ces bactéridies? Des recherches en-treprises l'année suivante vont encore nous l'apprendre; on se reportera aussi à ce que j'ai dit au commencement de ce chapitre.

Dans la séance du 22 octobre 1879, M. Pasteur annonce en son nom et en celui de ses collaborateurs, MM. Roux et Chamberland, que : lorsqu'on ajoute du sang charbon-neux à de la terre, la bactéridie s'y conserve et s'y multiplie, surtout dans le cas où cette terre est arrosée avec de l'eau de levûre, de l'urine ou des eaux de fumier. La bactéridie se multiplie dans la terre et s'y transforme rapidement en corpuscules-germes que l'on peut retrouver facilemen après plusieurs mois de séjour et d'alternatives d'humidité et de sécheresse. Après avoir cultivé dans 500 gr. de terre 28 gouttes de sang charbonneux, il le mêle et en distrait 2 gr. qu'il ajoute à 300 gr. de nouvelle terre ; de celle-ci il prend 5 gr. qu'il additionne encore de 100 gr. de terre. Enfin il prélève 5 gr. de ce nouveau mélange, et en extrait des germes de bactéridies avec lesquels il inocule des co-bayes. La première terre avait été traitée au mois de juin, la dernière a été préparée en septembre 1879.

Bien plus, un mouton meurt spontanément du charbon,

on en fait l'autopsie le jour même et le lendemain on l'enterre. Dix mois après (mai 1879), on recueille de la terre à la surface et dans les couches profondes. Cultivée par une méthode que M. Pasteur promet de décrire ultérieurement, il est facile d'y constater la présence de corpuscules-germes, par l'inoculation du charbon à des cochons d'Inde. En prenant les couches profondes, on fait apparaître la septicémie.

Il est de toute évidence que ces résultats sont un peu artificiels ; il n'en reste pas moins établi que l'ensevelissement pur et simple d'un animal mort de charbon n'est pas suffisant, que les germes de la maladie peuvent subsister et, dans des circonstances données, faire renaître la maladie. Voici un exemple frappant. Un cultivateur de Chèvreville fait émigrer chez son frère de Feigneux des moutons qu'il perdait du sang de rate. A leur arrivée dans cette localité, où le fléau était alors inconnu, le berger conduit le troupeau dans une pièce de sainfoin et y enterre les cadavres. Les moutons de Feigneux qui allèrent pâturer sur les sainfoins furent atteints du sang ; des vaches et des bœufs qui mangeaient à la même époque du maïs récolté sur un terrain où avaient été également enfouis des moutons morts de cette affection, succombèrent à la fièvre charbonneuse (Robouam, lettre à M. Bouley, in Rec. de méd. vét. 15 juin 1878). Aussi est-ce plutôt pour faire, comme je l'ai dit, l'inventaire des connaissances acquises et de celles qui nous manquent encore, non pour en tirer les mêmes conclusions que leur auteur, que je vais rapporter les objections soulevées alors par M. Colin. D'abord il a recueilli des échantillons de terre, de terreau, de fumier, d'herbes, de l'eau même, où s'abreuvent les troupeaux dans les champs où ils contractent le sang de rate, et rien ne lui a indiqué la présence de la bactéridie incriminée.

M. Baillet, 1870, Feser, 1877, d'autres encore avaient déjà, mais en vain, fait de semblables recherches; cependant M. Baillet avançait cette proposition, que les bactéridies ou leurs germes avaient pu vivre sur le sol, ou les herbes, et être reprises par le tube digestif des animaux. On sait, du reste, combien sont peu tranchés les caractères de la bactéridie; et nous avons vu que, quoi qu'il en dise, les procédés de recherche de M. Collin ne sont pas les meilleurs. Une nouvelle preuve en est que d'autres ont réussi là où il a échoué. Mais voici la partie vraiment intéressante de sa communication.

Il y a, près de Chartres, un établissement d'équarissage où sont amenés les cadavres des animaux morts du charbon. « C'est certainement... le plus vaste réceptacle à bactéridies de France. » Dans cet établissement se trouvent plusieurs bâtiments qui abritent un grand nombre d'animaux tous aptes à contracter le charbon : chevaux, vaches, porcs (!), volailles (!!), moutons. « Presque au milieu de ces habitations, sur la cour commune, est le local où s'entassent, sont dépouillés, ouverts et mis en pièces les cadavres virulents. » Le sang en inonde le pavé et vient avec les eaux de lavage s'accumuler dans une vaste fosse. Là aussi s'étalent les entrailles, les rates, etc., que les équarisseurs piétinent sans précaution avant de les disperser sur un énorme fumier voisin des moutons et destiné à engraisser les dépendances de la ferme. Enfin, dans le périmètre des bâtiments sont le potager, la prairie artificielle. Ce vaste terrain à végétation luxuriante est tout imprégné de débris charbonneux, le fumier y est mis en telle abondance qu'il se voit encore en touffes à la surface et adhérant aux racines des plantes ; le purin de ce fumier, chargé de débris cadavériques, les eaux de la vaste fosse à matiè-res animales l'arrosent constamment. En été, les mouches, qualifiées d'insectes inoculateurs du charbon, se portent par légions des cadavres sur les animaux vivants ou récipro-quement, des tourbillons de poussière inévitablement char-gés de germes, etc.

Eh bien, qu'arrive-t-il dans ce foyer saturé d'éléments charbonneux ? Le charbon est là d'une telle rareté, que M. Rabourdin, le propriétaire, a été obligé de remonter bien haut dans ses souvenirs pour m'en citer un ou deux exemples.

M. Colin manie là une arme à deux tranchants. S'il ad-met un virus pouvant transmettre le charbon, pourquoi les animaux qui vivent dans ces lieux impurs ne sont-ils point contaminés ? Pourquoi les mouches ne transporte-raient-elles pas ce virus, etc...? Qu'il fasse cadrer ces faits avec la théorie qu'il prétend soutenir. Mais j'ai dit que je ne veux tirer des arguments de M. Colin que ce qui peut ser-vir, soit à faire connaître les questions à résoudre, soit à les résoudre. Je reprends donc :

Si les éléments virulents du charbon étaient d'origine extérieure et susceptibles de conservation, un troupeau de bêtes galeuses devrait perdre jusqu'à sa dernière tête, tant sont multipliées les plaies, les excoriations par les-quelles l'animal touche le sol en se couchant ou reçoit les nuages de poussière. Il en serait de même après la tonte, qui ne manque pas de laisser sur chaque individu des coups de ciseaux, souvent très nombreux (le fait a effectivement été signalé). Il en serait de même dans le cas de noir mu-seau avec gerçures aux lèvres, dans la petite gale à sar-

copte du pied, dans les cas d'ulcérations des espaces inter-
digités, de blessure au talon, de fourchet, de piétin, etc.

Mais si, comme je l'ai rapporté plus haut, les germes de
la maladie charbonneuse peuvent se conserver, et, dans
certaines conditions, faire renaître cette affection, il est
aussi évident, fort heureusement, que dans un grand nombre de cas, le microbe s'éteint sans avoir frappé aucun
animal.

Quelles sont les circonstances qui favorisent cette réap-
parition? Quelles sont celles, au contraire, qui font que,
malgré le nombre incalculable de germes charbonneux que
renferme le sol de certaines régions, la fréquence du charbon n'est pas plus considérable? C'est ce que l'avenir nous
apprendra probablement. En attendant, on possède un
certain nombre de faits qui, par leur groupement, peuvent
jeter un peu de lumière sur cette question. On sait déjà
que la bactéridie est moins résistante que le corpuscule-
germe, et nous avons cité, au commencement, quelques-
unes des causes qui peuvent la faire disparaître : la chaleur, nous verrons tout à l'heure dans quelles conditions,
la putréfaction, l'action des liquides antiseptiques très dilués sont de ce nombre. Le corpuscule résiste, au contraire,
et s'il vient plus tard à être inoculé, il développe des bactéridies, qui se multiplient par millions et reproduisent le
charbon.

On sait que les milieux animaux ne sont pas les plus favorables à son développement. J'ai cité plus haut quelques faits tendant à le prouver. En voici de nouveaux :

Outre qu'il y a des espèces qui ne se prêtent pas au développement du microbe : poules, pigeons, chat, loup,
chien, sauf quelques exceptions, animaux à sang froid, etc.,
dans chaque espèce, l'on trouve également des individus

réfractaires; les vieux ânes et les vieux chevaux le sont généralement; on a encore cité des moutons, des chiens, des hommes. Un fait singulier est que, parmi les moutons si facilement inoculables, un groupe entier échapperait à l'infection ; ce seraient, d'après M. Chauveau, les moutons algériens de la race dite barberine pure ou croisée avec la race syrienne à grosse queue. A quelques-unes il a injecté directement dans le système veineux jusqu'à 1 cent. c. de sang infecté (8 milliards de bactéridies) sans qu'ils présentassent autre chose qu'un malaise passager. (Ac. Sc., septembre 1879.)

On sait encore qu'en présence d'autres organismes inférieurs, contre lesquels elle a à lutter pour son existence, elle se trouve souvent vaincue, soit qu'elle ait contre elle les influences extérieures (à partir de 44°, dit M. Pasteur, elle ne peut plus se développer dans les liquides inertes et *à fortiori* dans les corps vivants, et c'est ainsi qu'il explique l'innocuité des oiseaux en général), soit même quand elle semblerait dans des conditions favorables. En voici un exemple frappant : en avril 1878, M. Toussaint cultivait un vibrion, qui cause une maladie très analogue à la septicémie. Avec le scalpel qui venait de servir à autopsier un animal mort de cette affection, « non sans avoir pris toutefois la précaution de le laver, » il inocule le charbon à un cobaye. L'animal meurt plus vite qu'on aurait pu s'y attendre, et, à l'examen du sang, on ne trouve qu'un très petit nombre de bactéridies, mais une quantité immense des microbes de la maladie dont était mort l'animal autopsié. L'inoculation du sang du cobaye tua un lapin, et l'on ne trouva plus de bactéridies.

Peut-être ne sont-elles pas toujours également aptes à se développer et cela indépendamment des conditions de résistance de l'individu atteint : « L'observation tend à démontrer que le virus charbonneux n'est pas dans toute sa force à son début, et qu'il n'acquiert sa plus grande activité que lorsque la maladie est arrivée à son apogée. » (Guipon). Chez les animaux morts spontanément du charbon, dit M. Toussaint, on trouve les bactéridies des ganglions primitivement infectés, granuleuses, irrégulières, en grande partie désagrégées, elles sont peu actives, un grand nombre paraissent mortes. Et ailleurs parlant des bactéridies figurées dans le travail de Bollinger (1872) il ajoute : « Je doute même que lorsque les bactéridies ont acquis cette apparence granuleuse elles soient encore capables de transmettre le charbon. » Enfin j'ai cité le fait, avancé par M. Colin, qu'au moment où les bactéridies produisent le corpuscule-germe, le liquide qui les contient serait inoffensif.

Nous avons vu l'influence que, dans certaines conditions, la température peut avoir sur leur développement. Voici, d'après Koch, les conditions thermiques capables de favoriser leur évolution ou de lui nuire. Une température de 35° provoque le développement rapide des baccilles ; après vingt heures ils présentaient déjà des spores. A 30°, on n'aperçoit les spores qu'après trente heures ; de 18° à 20°, il leur faut deux à trois jours pour se former. Au-dessous de 18° et jusqu'à 12°, les baccilles ne se développent plus.

Au-dessus de 40°, le développement est difficile et j'ai dit que, pour M. Pasteur, il n'avait plus lieu à partir de 44°.

D'après Davaine, à 48° ils meurent en quinze minutes, à 50° en dix minutes, à 55° en cinq minutes. En revanche les spores résistent à une chaleur de 120° et à un froid de 40°

températures dont n'approchent ni les plus grandes chaleurs, ni les plus grand froids de l'année.

Les influences cosmiques ne se bornent pas là. Le développement du microbe, l'apparition des spores sont plus rapides si la préparation est exposée à la lumière. (Toussaint.) Ce n'est qu'une condition secondaire. L'oxygène au contraire est indispensable à son développement. Dans un milieu pauvre en oxygène, dit Koch, leur contenu se trouble, se segmente en petits fragments qui se divisent et disparaissent. Dans l'économie même, malgré les excellentes conditions dans lesquelles elles se trouvent, l'oxygène qui existe en trop petite quantité dans la lymphe épanchée leur manquant pour se développer, on ne les voit jamais dans ces conditions se transformer en spores. (Toussaint.) Et M. Pasteur nous apprend que l'acide carbonique les tue même dans les liquides de culture. Je n'ai rien trouvé de particulier sur l'influence de l'état électrique, de l'état hygrométrique, mais il n'en est pas de même de l'état barométrique, car les volumes d'air qui traversent le sol sont proportionnels à la pression et en raison inverse de l'épaisseur de la couche de terre.

Il y a lieu aussi de tenir compte des influences générales telluriques et atmosphériques autrefois indiquées. Si comme en témoigne l'observation de tous les temps, le charbon trouve les conditions de son développement dans les localités humides, lorsque de fortes chaleurs succédant à de grandes pluies donnent lieu à des fermentations dans les flaques d'eau, les mares, c'est que, sans doute, ces conditions deviennent favorables à la production des bactéridies (Bouley). Ainsi d'après Ancelon de Dieuze, lorsque le grand étang de Lindres a été vidé en automne, desséché en hiver et livré à la charrue au printemps, l'été, s'il est un

peu chaud, voit naître un grand nombre de maladies charbonneuses. Dupont fait la même remarque dans les landes.
Il en était ainsi pour les étangs de la Seille; la maladie a
disparu depuis qu'on a renoncé à leur assèchement. Et ces
influences sont si nettes qu'un vétérinaire ayant étudié la
position des prés, leur terrain, les années où l'eau les envahit, a pu prédire l'apparition du charbon. L'eau qui a
passé sur les prés argileux acquiert des propriétés fatales,
même lorsqu'elle couvre des sols calcaires. (Leblanc, Arch.
gén. de méd., avril 1880.) A côté de ces faits il en existe où
l'on voit s'éteindre le sang de rate lorsque le troupeau atteint est envoyé dans une autre localité ; et les cadavres de
quelques animaux morts depuis l'arrivée dans cette région,
enfouis dans les mêmes conditions, ne reproduisent point
la maladie. Mieux encore dans une même ferme un champ
éteint la virulence; l'autre non. On est ainsi amené à admettre ce que M. Leblanc a baptisé ingénieusement du
nom d'*immunité de terrain*.

Après tout ce que je viens de dire, ces observations autrefois inexplicables, ne sembleront plus extraordinaires
surtout si l'on fait entrer en ligne les circonstances de culture ou autres, la profondeur des enfouissements, la nature
du sol, etc. Les sols argileux, calcaires et schistiques sont
ceux où les maladies charbonneuses règnent particulière-
ment. Ce n'est que par exception qu'on les observe sur les
terrains siliceux et granitiques. L'influence des pores du
sol est à considérer : pour deux terrains offrant des pores
d'inégal diamètre, les masses d'air qui pénètrent sont
proportionnelles au volume total de celles-ci. Disons encore que, en cas d'ameublissement du sol, sa perméabilité
augmente, et que l'humidité peut rendre imperméables
des terrains à pores fines. (Rev. d'hygiène, avril 1880.)

Enfin M. Collin va nous fournir quelques autres documents. Dans sa note *sur la durée de la conservation du pouvoir virulent des cadavres et des débris cadavériques charbonneux* (nov. 1879) il pose les conclusions suivantes :

1° La virulence charbonneuse attachée aux liquides et aux tissus est une propriété éphémère qui s'éteint avec plus ou moins de rapidité, mais sûrement dans le sang, la lymphe, les sérosités, le tissu des organes, les dilutions étendues ou concentrées, les solides ou les liquides s'altérant d'eux-mêmes ou soumis à la dessiccation, à l'ébullition, à l'action de l'acool, des acides, etc.

2° Cette virulence met à disparaître en moyenne trois, quatre, cinq jours dans le sang et la plupart des organes, au plus huit, dix, douze jours lorsque les liquides ou les cadavres sont maintenus à une basse température et séparés des parties putrescibles.

3° L'extinction de cette propriété n'est pas un fait exceptionnel, mais un fait constant prouvé par la stérilité des inoculations de tous les produits charbonneux dont la putréfaction s'est emparé ou qui ont été modifiés d'une manière quelconque par des agents énergiques.

On n'admettra pas ces conclusions sans de fortes restrictions; ainsi tous les expérimentateurs conservent desséché le sang qui devra servir à des inoculations ultérieures, et ce sang pourvu toutefois qu'il soit desséché dans les conditions précédemment indiquées, conserve même au bout d'une année le pouvoir de communiquer le charbon (Davaine, Luton, Raimbert, Ac. Sc., février 1869). On remarquera également qu'il n'y a pas concordance entre les § 2 et 3...; néanmoins j'ai voulu citer ces conclusions qui peuvent concourir à la solution du problème dont il s'agit. Ainsi la connaissance de ces diverses connaissances étant acquise, il est évident que certains éclaircissements sont encore nécessaires pour nous mettre à même de juger les cas où s'éteindra la virulence, ceux au contraire où elle persistera, ou n'en serait pas moins mal fondé à dire avec M. Colin, que l'on comprend difficilement que par une exception bizarre la putréfaction laisse au cadavre enfoui la virulence dont elle le dépouille dans toutes les autres conditions...

Prenons un exemple : le mouton de la ferme de M. Maunoury, dont nous avons parlé plus haut, meurt à 4 heures du soir. Les bactéridies, faute d'une quantité suffisante d'oxygène, n'arriveraient pas à produire des corpuscules-germes, soit. Mais on autopsie ce mouton le jour même, c'est-à-dire avant que la putréfaction ait pu détruire les bactéridies, celles-ci vont donc se trouver dans des conditions d'oxygénation suffisantes pour se transformer en spores dont nous savons la résistance aux influences destructives. On enterre ce mouton. Jette-t-on au fond du trou la terre sur laquelle il a été ouvert ? Si non, l'apparition des germes à la surface du sol est des plus simples ; si oui, à quelle profondeur jette-t-on le corps, les terres qu'il a pu contaminer ? Cela a bien son importance, et on pourrait arriver à s'expliquer comment les germes provenant des cadavres enfouis peuvent réapparaître. Au reste, M. Pasteur nous en fera bientôt, sans doute, connaître les véritables conditions.

A la surface du sol, ces germes pourront être annulés par différentes conditions, ils pourront en outre être repris par un animal dont l'organisme pour une cause ou pour une autre ne se laissera pas envahir. Parmi les causes possibles, il en est une que je veux citer en raison du rapprochement que l'on peut en faire avec l'intéressante communication faite par M. Pasteur, à l'Académie de médecine, le 11 février 1880. Nous avons vu, disent MM. Collot et Jaillard, les équarisseurs de Sours, qui tous ont eu la pustule maligne, se couper impunément avec leurs couteaux souillés de sang charbonneux.

Passons à l'homme; aussi bien, aurais-je maintenant peu de chose à ajouter.

Si l'inoculation des animaux à l'homme a été presque toujours admise, il n'en est pas de même de celle de l'homme aux animaux. Dans la thèse de M. Planté, on lit que M. Vidal soutenait encore, il y peu d'années, qu'elle ne pouvait avoir lieu, tandis que d'un autre côté M. Sanson prétendait inoculer le charbon avec du sang simplement putréfié. Ces questions peuvent être regardées aujourd'hui comme jugées. Mais l'on ne peut s'étonner de la divergence de ces opinions quand on voit quelle confusion régnait dans l'art vétérinaire au sujet des maladies charbonneuses, et dont on se fera une idée en parcourant la discussion qui eut lieu à la Soc. centrale de méd. en 1860, à propos d'une épidémie charbonneuse qui sévissait dans les dépôts de la compagnie d'omnibus.

Comment le virus arrive-t-il au contact de l'organisme, comment y pénètre-t-il?

Je n'énumèrerai pas toutes les façons dont le corps humain peut se trouver en rapport avec l'agent infectieux.

Ce que j'ai dit précédemment indique tout un ordre de faits que l'on pourrait appeler directs, c'est-à-dire sans l'intermédiaire d'agents vecteurs, mouches, dépouilles d'animaux, etc.; le poison est pris à la source, mais il y a trop peu de temps que ces faits sont signalés pour que l'on ait pu encore recueillir quelques exemples indiscutables de cette inoculation: peut-être un certain nombre d'observations auxquelles les partisans de la contagion arrivaient difficilement à trover une explication se seraient éclairées d'elles-mêmes si les découvertes auxquelles je fais allusion avaient été connues.

Je ne parlerai des professions (équarrisseurs, tanneurs, bouchers), des contaminations par le sang des animaux, etc., que pour signaler quelques faits particuliers. Je trouve dans une thèse (Tardif, 1873) que les sécrétions donnent le charbon, et l'auteur, pour le prouver, cite un vétérinaire inoculé en délivrant une vache. Mais dans la délivrance il y a du sang répandu, sang qui renferme des bactéridies, puisque tous les auteurs sont d'accord pour admettre que l'on en trouve dans le placenta. Je sais bien que d'autres ont cité la salive, etc., mais il y a lieu aujourd'hui de vérifier à nouveau ces assertions, faites parfois sans preuves suffisantes, et d'en bien déterminer les conditions. J'en dirai autant en ce qui concerne les poils, les crins, etc., qui ne semblent guère pouvoir donner le charbon que s'ils ont reçu des germes venus extérieurement de l'animal ou apportés du dehors.

A ces faits se rattache une question assez intéressante. On comprend que les peaux peuvent recéler et conserver le virus charbonneux, mais, jusqu'à quelle époque le gardent-elles, parmi les préparations qu'elles subissent, quelles sont celles qui peuvent leur faire perdre cette propriété? Massina, pour donner un cas entre mille, cite une femme atteinte à la jambe après avoir fait et porté une paire de bas tissés avec la laine d'un mouton malade. Je rapporte plus loin une observation de mon père qui ne manque pas d'intérêt au point de vue dont il s'agit; elle a trait à un homme occupé à décharner les peaux *qui ont été soumises à l'action de la chaux*, afin d'en détacher les poils. Tout cela constitue peu de chose ; d'autres observations sont nécessaires pour éclairer cette question. Il y aurait là, ainsi que le disait M. Gosselin (Rapport sur le Mémoire de M. Gallard, Ac. méd., 1864), matière « à des recherches dont le résultat serait de corroborer ou d'affaiblir dans l'intérêt des ouvriers, comme dans l'intérêt de la science, l'opinion que les dépouilles anciennes, lavées et plus ou moins sèches, ont la même propriété que les chairs encore fraîches, ou le sang » pour transmettre le charbon.

C'est toujours dans cet ordre d'idées que j'emprunte à la thèse de M. Tardif le renseignement suivant : il paraîtrait que les peaux de Russie, d'Amérique, d'Algérie, seraient plus redoutées des ouvriers qui les travaillent.

L'homme peut encore être atteint à la suite de l'ingestion de viandes charbonneuses ; elles lui communiquent alors la fièvre charbonneuse. Les exemples en sont assez rares, mais la détermination du point de départ par l'étude des ganglions donnera peut-être maintenant des observations plus précises et qui permettront en outre de constater dans quelles parties du tube digestif se fait le plus souvent, ou même *peut* se faire l'inoculation. On sait, par exemple, que pour le chien, du sang et des viandes charbonneuses injectées dans l'estomac ne lui font pas contracter de maladies charbonneuses. Il est vrai que cet animal semble à peu près réfractaire à ces affections, que l'inoculation ne produit chez lui que des manifestations inflammatoires, et que ce n'est qu'en les introduisant dans les vaisseaux que M. Toussaint est arrivé à le faire périr infecté par le mycrophyte. Mais il a y plus. M. Colin retire de l'estomac, au bout de quelques heures, les produits fluidifiés, et ceux-ci ont perdu la faculté de communiquer le charbon ; l'on obtient le même résultat par une digestion artificielle avec le suc gastrique. (Ac. sc., 13 janvier 1869.)

Quoi qu'il en soit et malgré les nombreuses observations qui tendent à prouver que l'ingestion de la viande charbonneuse peut être inoffensive, je crois qu'il sera prudent de ne pas oublier combien il est difficile d'élever la température centrale d'un morceau de viande au degré nécessaire pour tuer la bactéridie ; que, si les observations sont peu nombreuses, cela tient à ce que l'on ne mange guère à la campagne que des viandes bouillies ou en ragoût ; que l'épithélium des muqueuses, dit M. Guipon, s'oppose moins au passage du virus que celui de la peau ; que M. Davaine ayant nourri 8 animaux avec de la viande putride, un seul est mort, tandis que sur 6, auxquels on avait donné de la viande charbonneuse, 5 ont péri. (Ac. sc., 22 août 1864); et qu'en attendant que les conditions nécessaires à son inocuité soient bien établies, il sera toujours prudent de la proscrire de l'alimentation.

Une étude intéressante serait encore de savoir ce que deviennent dans les différentes espèces animales les bactéridies ou leurs germes après l'ingestion, si les fèces les contiennent encore à l'état actif, sinon, où elles le perdent et par quelle cause. C'est qu'en effet, si l'homme absorbe rarement des matières charbonneuses, d'autres animaux, poules, chiens, porcs, etc., les trouvent dans les champs, sur les fumiers, et il ne serait pas indifférent de savoir s'ils les détruisent, ou s'ils les rejettent encore aptes à se développer.

Cela nous amène à parler d'autres animaux qui absorbent aussi le virus charbonneux, et, le transportant avec eux, peuvent aller l'inoculer à une certaine distance : je veux parler des mouches.

Longtemps controversée, l'inoculation par les mouches paraît actuellement bien établie. Je ne rappellerai le débat auquel cette question a donné lieu, les mémoires de Devers, de Guipon, la brillante plaidoirie de M. Gallard que pour rappeler le nouveau mode d'investigation préconisé par ce savant, procédé ingénieux qui consiste à demander à ses confrères les renseignement qu'ils peuvent fournir sur le sujet à l'étude, et à réunir ainsi des observations qui sans cela auraient passé inaperçues. L'investigation par enquête, méthode féconde, mais à condition, comme le dit l'éminent médecin de la Pitié, que l'on demandera en réponse des faits et non des opinions.

Ce sont les recherches de mon père qui paraissent avoir enfin tranché la question. Dans des lettres adressées à M. Gallard en 1869, il se pose ces questions :

1° Les mouches qui piquent peuvent-elles inoculer le charbon ?

2° Les mouches ordinaires (M. domestica et M. vomitoria, mouche bleue ou à viande) peuvent-elles être des agents de transport du virus charbonneux ?

3° Le virus charbonneux déposé sur l'épiderme peut-il traverser cette membrane ?

Voici ce qui résulte de ses expériences :

Les mouches qui piquent avec un aiguillon n'absorbent pas de liquide charbonneux ; elles peuvent y tremper, par hasard, quelque partie de leur corps.

Les mouches qui piquent avec leur appareil buccal, dont quelques-unes, comme le stomoxe, que l'on rencontre en quantité dans les basseries des tanneries, et que les ouvriers accusent de leur communiquer la pustule maligne, s'éloignaient du liquide et n'en ont pas absorbé une goutte. Du reste, mon père considère ces expériences comme insfufisantes, parce qu'il n'a pu opérer sur des mouches en liberté et des animaux vivants. Quant aux mouches de la seconde catégorie, elles absorbent abondamment le liquide, se promènent sur les parois de la cloche qui les enferme, y déposent leurs excréments et les liquides qui souillent leurs pattes. Si on examine au microscope les différentes parties de leur corps on trouve des bactéridies dans leur trompe, leur tube digestif, souvent aux ailes, aux pattes, quelquefois groupées le long des poils qui les garnissent... Enfin ces parties inoculées à des cobayes amènent rapidement leur mort. — Babault nous fournira un bel exemple de ce genre de transport.

Deux bergers avaient dans une épidémie dépouillé 175 bêtes sans aucun accident. Quinze jours après, en les enterrant, ils furent piqués l'un à la paupière supérieure gauche, l'autre à la joue du même côté par une mouche qu'ils écrasèrent l'un et l'autre. Huit jours après, ils avaient l'un et l'autre une pustule maligne. Depuis ce temps, ils ont continué, sans inconvénient, à dépouiller les animaux qui meurent dans leur troupeau.

Voilà donc le germe infectieux arrivé à la porte de l'organisme. Comment va-t-il y pénétrer? Peut-il s'y introduire à travers la peau intacte, est-il nécessaire qu'il y ait une excoriation, une fissure de l'épiderme?

L'opinion de M. Després est qu'il y a toujours une porte d'entrée, sans cela « comment expliquer l'unité habituelle de la pustule maligne qui est si rarement multiple. » Sans admettre la preuve comme suffisante, retenons la conclusion. On voit, en effet, tous les jours des individus exposés à la contagion, échapper à la maladie qu'ils vont contracter quelque temps après, comme dans l'observation que je rapportais il y a un instant.

Cette opinion est, du reste, généralement acceptée. Je dois néanmoins rapporter ici des expériences de mon père, en réponse à la troisième des questions posées plus haut, expériences qui tendraient à démontrer qu'il peut en être autrement.

Profitant de la facilité que l'on a de séparer à l'aide d'un vésicatoire les couches muqueuses et cornées de l'épiderme, il étudie la perméabilité de ces deux couches réunies ou séparées. Il étend à l'extrémité d'un tube ouvert par les deux bouts, un morceau de la membrane sur laquelle il veut expérimenter, et la fixe soit avec un Fl ciré et un enduit de cire fondue, soit avec du collodion et une ligature recouverte de ce liquide adhésif. Il y introduit du sang charbonneux délayé et constate alors *que les deux couches qui composent l'épiderme, peuvent se laisser traverser par les bactéridies, mais que la couche cornée leur livre plus lentement et plus rarement passage.* En tous cas, les bactéridies qui ont traversé étaient peu nombreuses, 1 à 4 au plus pour un dixième de goutte.

SYMPTOMATOLOGIE ET DIAGNOSTIC.

Il y a peu de choses à dire sur la symptomatologie des maladies charbonneuses chez l'homme ; une description exacte en avait été faite bien avant les découvertes dont nous résumons l'histoire. Si quelques travaux récents peuvent être analysés sous cette rubrique, c'est plutôt à titre de descriptions de formes nouvelles, de faits de discussion et, par conséquent, ils appartiennent aussi bien au diagnostic.

S'il est vrai de dire, avec MM. Maunoury et Salmon,

que le diagnostic de la pustule maligne est quelquefois des plus difficiles, et si l'on peut se demander avec M. Gosselin si ceux-là ne commettent pas des erreurs qui assurent avoir observé des pustules malignes sans dire quels ont été les phénomènes sur l'observation desquels ils appuient cette appréciation, il ne sera plus permis de négliger dans le diagnostic l'examen microscopique suivant les règles que l'on trouvera dans le chapitre consacré à l'anatomie pathologique. Reprenant donc les conclusions de mon père dans son traité, et les complétant, je dirai que le diagnostic de la pustule maligne repose sur quatre points :

1º Présence des bactéridies dans la pustule, dans la sérosité qui entoure l'eschare ;

2º Absence de pus ;

3º Absence d'une douleur vive spontanée ;

4º Existence d'une aréole vésiculaire autour d'une eschare circonscrite.

Toutes les fois que ces caractères font défaut, on doit diagnostiquer une tumeur non charbonneuse. Quand l'aréole vésiculaire manque, il y a présomption que l'affection n'est pas charbonneuse ; s'il existe une douleur vive spontanée, la présomption est plus grande (1);

On peut se regarder comme assuré de son diagnostic si l'on découvre du pus ;

Et si l'on constate l'absence du baccillus anthracis, la certitude est absolue.

Le microscope suffira dans la pratique de cette dernière recherche, car on n'a pas jusqu'à présent signalé dans

---

(I) La rougeur accompagne toujours la douleur, mais elle peut exister sans elle ; lorsqu'on rencontre ces deux symptômes dans la pustule charbonneuse on peut, presque à coup sûr, pronostiquer la terminaison spontanée de la maladie. (Raimbert.)

l'organisme humain de baguettes analogues à celles de la maladie charbonneuse. Du reste, en y joignant les signes ordinaires de la maladie, on pourrait se tenir pour suffisamment éclairé. Voudrait-on pousser plus loin, car la question des corpuscules-germes vient apporter une complication nouvelle, la culture et l'inoculation lèveront les doutes les plus opiniâtres.

Si l'on voulait objecter à l'absence de pus signalée plus haut que l'on a vu des tumeurs dûment charbonneuses suppurer, on peut répondre que dans ce cas la tumeur était généralement bénigne et guérissait d'elle-même, et qu'en pratique cela ne changerait pas sensiblement les règles que je viens de formuler.

Viendra-t-on à citer l'exemple de Rostan, où un cadavre de taupe en putréfaction aurait été le point de départ d'une vraie pustule maligne, la maladie que Van Suygenhovem décrivait sous le nom de pustule ordinaire, le charbon dit symptomatique, c'est-à-dire une maladie assez analogue au charbon des animaux, commençant sur une fièvre et se caractérisant au bout de quelques jours par l'apparition de taches et de boutons gangréneux sur un ou plusieurs points du tégument externe, comme Fournier en a décrit un cas, comme M. Gosselin croit en avoir observé..., etc., toutes les maladies, enfin, dont les caractères extérieurs se rapprochent plus ou moins des types charbonneux bien constatés chez l'homme, il y a maintenant lieu de répondre : On peut appeler toutes ces maladies d'un nom quelconque, conserver si l'on veut la rubrique pustule maligne, qui a l'avantage de grouper sous un même nom ces maladies insuffisamment déterminées; mais qu'il soit bien entendu que sous ce vocable sont enfermées des maladies plus ou moins bien connues, dont la marche se rapproche plus ou moins de celle de la pustule maligne *charbonneuse*, mais qui ne sont pas l'affection spéciale, formant une entité morbide bien distincte et qu'il faut, par conséquent, séparer nettement : la maladie de la bactéridie. A celle-là devront être réservés les noms de charbon, pustule charbonneuse maligné ou non, charbon symptomatique pour les cas où la maladie procède de l'intérieur, — et toute autre désignation devra être bannie du cadre nosologique ; enfin, fièvre charbonneuse, pour cette fièvre qui apparaît quand le virus envahit l'économie et qu'il ne faut pas confondre avec celle qui se développe parallèlement aux phénomènes locaux, fièvre, comme le fait remarquer Verneuil (th. Tardif), souvent très forte, mais qui peut tomber d'elle-même et n'est qu'une fièvre inflammatoire, marchant avec les accidents locaux et n'ayant rien de commun avec la précédente. Tout au plus pourrait-on proposer de substituer le qualificatif bactéridien au qualificatif charbonneux, sous prétexte que l'on rencontre des affections où la présence de la bactéridie n'a pas été constatée et où l'on trouve des lésions se rapprochant de celles qu'à décrites Rascol (th. 1879), dans sa quatrième observation, lorsqu'il parle d'une « plaie dont les lèvres déjetées en dehors étaient friables et sèches à la surface, humides et baveuses un peu plus profondément, mais noires dans dans toute leur étendue. Le malade, les grattant avec ses ongles, les détruisait et faisait jaillir les débris dans tous les sens. » Encore rapporte-t-il ce cas, mais sans preuves suffisantes, à ce que nous entendons par maladie charbonneuse. Les faits de cette nature sont assez rares et incertains pour ne pas changer ce que je viens de dire, et il y a avantage à ne pas bouleverser la nomenclature établie, surtout lorsqu'elle permet de réunir sur un terrain neutre les partisans et les adversaires de la théorie parasitaire.

Je demande maintenant à poser quelques réserves au sujet du charbon que l'on appelait symptomatique. Sans reprendre la judicieuse critique que M. Mauvezin a fait de l'observation de Fournier, point de départ de tous les chapitres écrits à ce sujet en l'absence d'un contrôle suffisant ou d'observations similaires, je ferai remarquer que l'affection analogue des animaux qui semblait appuyer cette division, paraît aujourd'hui devoir être distraite en médecine vétérinaire des affections charbonneuses. MM. Arloing, Cornevin et Thomas viennent, en effet, de publier dans le Journal de médecine vétérinaire et de zootechnie de Lyon (janv. 1880), un mémoire où ils démontrent que la maladie décrite sous ce nom n'a rien de commun avec l'infection bactéridienne. Ainsi il est naturel de réserver cette dénomination pour les cas auxquels je l'ai appliquée plus haut.

Y a-t-il lieu de conserver la désignation de charbon malin? Autrefois c'était un synonyme de ce qu'on appelait charbon symptomatique. M. Mauvezin a voulu dernièrement appliquer ce nom à une forme qui serait « un développement exceptionnel tenant à la nature du terrain. »

Dans les trois observations sur lesquelles il base sa proposition, les symptômes généraux sont apparus avant toute manifestation extérieure ; ce ne sont donc, dit-il, ni des pustules malignes ni de l'œdème malin. La première dura quatre jours, la seconde trente-six heures, la dernière trois jours. Y a-t-il là, réellement là, une classe bien spéciale? Au courant de la première, il y eut apparition d'une pustule ; durant la seconde et la troisième, ce fut de l'œdème qui survint. C'est donc surtout sur l'ordre de développement des phénomènes et sur la terminaison fatale que s'appuie M. Mauvezin. Je cite plus loin d'autres observations de ce genre ; nous verrons en même temps comment il peut y avoir lieu de les interpréter.

Il me reste maintenant à faire connaître des faits que l'on a portés comme une nouvelle forme, comme un nouvel appoint aux maladies charbonneuses.

M. Millet a, dans ces derniers temps, adressé à la Société de chirurgie un mémoire sur *une forme non décrite de charbon chez l'homme.* Ce mémoire a été l'objet d'un très intéressant rapport de la part de M. Nicaise, qui en résume ainsi la description : « Cette affection a été observée exclusivement aux doigts et presque toujours à la face dorsale. Ellle se présente sous la forme d'une élevure d'un bleu noirâtre, circulaire ou ovalaire, occupant une assez grande surface ; elle fait une saillie de plusieurs millimètres au-dessus des parties voisines, saillie plus marquée généralement à la circonférence où elle atteint 3 ou 4 millimètres que dans la partie centrale ; mais cette forme ombiliquée n'est pas constante; dans deux cas, l'élevure était acuminée. La saillie est formée par un tissu mou, rouge brun, qui laisse écouler quand on l'incise quelques gouttes de sérosité noirâtre ; jamais M. Millet n'a rencontré de pus; quelquefois, autour de l'eschare, il existe un étroit anneau rouge foncé, mais il manque généralement ; il n'y a pas non plus de vésicules comme dans la pustule maligne. » La tumeur est indolente avec peu ou pas de gonflement autour d'elle, et s'accompagne parfois de l'inflammation des ganglions qui en partent et des ganglions où ils aboutissent.

Cette description a beaucoup d'analogie avec ce que Van Svygenhoven a appelé *pustule maligne ordinaire,* mais

Raimbert.4

surtout avec ce que mon père a décrit sous les noms de *pustule gangréneuse* et de *pustule pseudo-charbonneuse*. Il en a donné plusieurs observations, une entre autres, la cinquantième, dont la lésion a été figurée dans son Traité des maladies charbonneuses (pl. II, fig. 6), et où se trouvent réunis et l'étiologie et les caractères physiques de l'affection décrite par M. Millet. Le malade avait dépouillé un mouton mort du sang de rate; la pustule était située il est vrai sur l'éminence thénar et non à la face dorsale d'un doigt, cela importe peu : cependant mon père a hésité à la rapporter au vrai charbon parce qu'elle n'en avait eu ni les caractères, ni la marche, ni la terminaison la plus habituelle, et comme à l'époque où cette observation a été recueillie il n'avait pas encore découvert avec M. Davaine la présence des bactéridies dans la pustule maligne, le diagnostic n'avait pu être éclairé par l'examen microscopique. Il est regrettable que M. Millet n'ait pas procédé à la recherche des bactéridies pour confirmer son diagnostic, car si la constitution anatomique de la peau peut modifier dans une certaine mesure l'aspect de la tumeur charbonneuse, elle ne peut altérer la composition du liquide qui se développe à sa surface, au point d'en faire disparaître les corpuscules qui en constituent l'élément essentiel, et il est certain que si la pustule eût été de nature charbonneuse, il y eût trouvé des bactéridies ; très-probablement aussi l'inoculation serait venue en outre confirmer la connaissance fournie par l'examen microscopique.

Toutefois depuis sa communication M. Millet a observé un nouveau cas de pustule maligne des doigts ; mais ni l'inoculation qu'il a pratiquée lui-même à un lapin avec du sang et de la sérosité de la vésicule ni celles qu'ont faites MM. Nicaise et Bouchard avec les mêmes matières n'ont eu de résultat.

De plus, ces deux observateurs n'y ont pas trouvé de bactéridies ; ils ont seulement constaté la présence de corpuscules nombreux, réfringents, que l'on pourrait penser être
des spores de bactéridies. Cette constatation n'est pas indifférente à recueillir dans les circonstances où se sont
trouvées plusieurs des personnes atteintes, c'est-à-dire
ayant été plus ou moins exposées à une inoculation du virus charbonneux.

Voici une autre observation qui peut être rapprochée
au point de vue des caractères de la vésicule et de l'examen
microscopique du dernier fait communiqué par M. Millet,
quoique l'affection ne siégeât pas au doigt.

OBSERVATION I.

G..., 38 ans, ouvrier tanneur, entre à l'hôpital le 8 août. Il porte
sur le bord cubital de l'avant-bras droit, vers la partie moyenne,
une vésicule du diamètre d'une pièce de 20 centimes environ. Le
centre en est déprimé et occupé par une sorte de croûte brunâtre
qui semble résulter d'une déchirure du sommet de la vésicule et
du dessèchement du liquide infiltré dans les couches épithéliales.
L'avant-bras n'est le siège d'aucun gonflement, un léger liséré
rouge-violâtre clair existe autour de la vésicule ; celle-ci repose
sur une base indurée qui en excède à peine les limites.

G... raconte que le mal a débuté le 3 août par l'apparition dans
le point indiqué d'un petit bouton qui lui a occasionné de la démangeaison ; il y a appliqué de l'alcali ; le bouton s'est accru. Le 7 il
en ouvrait le sommet avec une épingle : il en sortit de l'*eau
rousse*. Les ganglions de l'aisselle devinrent douloureux et engor-
gés et le soir même il fut pris d'un grand malaise avec somnolence
qui le décida à entrer à l'hôpital. Cet homme est occupé à décharner les peaux de moutons qui ont été soumises à l'action de la
chaux afin d'en enlever la laine.

Le 8. Abrasion profonde de la pustule, moins un bord de 2 millimètres ; la surface en es ecchymosée par suite de l'infiltration

des couches épithéliales profondes par de la sérosité sanguinolente. — Poudre de quinquina sur la surface abrasée. Cataplasmes.

Le 9. Le cercle vésiculeux resté intact autour de la partie abrasée s'est étendu ; l'avant-bras s'est tuméfié, le gonflement est pâle, sans rénitence élastique. — Abrasion du liséré vésiculeux laissé au pourtour de la pustule : poudre de quinquina ; cataplasmes.

Le soir, la surface couverte par la poudre de quinquina semble durcie, et comme séparée des parties vivantes par une étroite fissure. L'avant-bras a augmenté de volume vers la partie supérieure de la région cubitale jusqu'au coude et a pris une teinte rouge. Le gonflement est moindre du côté radial et pâle ; il s'étend en bas à tout l'avant-bras et sur le dos de la main. Quoique l'aspect de cette pustule fasse porter à mon père un pronostic favorable il se décide cependant à recourir à la cautérisation en raison de l'augmentation du gonflement, et afin de mettre sûrement le malade à l'abri de out danger ; elle est faite à l'aide du sublimé.

Le 10. La partie cautérisée forme une eschare qui déborde de 2 3 millimètres la base de la pustule. Cette eschare est entourée d'une volumineuse phlyctène remplie de sérosité. L'avant-bras n'est presque plus tuméfié dans sa partie cubitale, et la peau de cette région perd tout à fait sa coloration rouge. Le gonflement est plus considérable du côté du poignet et sur le dos de la main. Absence complète de fièvre. Bon appétit. — Cataplasmes arrosés d'eau-de-vie camphrée.

Le 11. Le gonflement continue à diminuer surtout à la partie supérieure de l'avant-bras. Continuer.

Le 12 et le 13. Le gonflement a totalement disparu ; ligne de séparation de l'eschare et des parties vives très prononcée.

Le 14. L'eschare très mobile est enlevée avec les ciseaux. Cet enlèvement forme une plaie ronde, nette, qui pénètre jusqu'à l'aponévrose. Le malade sort le 16 de l'hôpital.

Examen microscopique. — Les parties abrasées comprennent les couches épithéliales infiltrées de sérosité sanguinolente. Placées dans un verre de montre avec un peu d'eau distillée, elles s'y gonflent et le point qui paraissait déprimé et desséché reprend l'aspect des parties voisines ; il est seulement un peu plus brunâtre. Une petite parcelle de ce tissu épidermique portée sous le microscope laisse voir dans le liquide qui l'entoure des bâtonnets ayant les caractères suivants : ils sont formés de granulations accolées les unes aux autres au nombre de 2, 3 ou 4, en séries longitudinales et formant comme les anneaux d'une petite chaîne. Ces séries sont tantôt droites, tantôt plus ou moins courbées en segment de cercle ou en S ; un certain nombre de granulations sont isolées. Toutes ces bactéries sont agitées de mouvements plus ou moins vifs suivant leur longueur ; les plus longues ont quelques mouvements d'oscillation ou de reptation ; les plus conrtes ont les mêmes mouvements plus vifs. Tantôt toute la longueur de la bactérie est visible, tantôt une partie plonge dans le liquide, puis revient à la surface.

Les corpuscules microscopiques observés dans les couches abrasées ont plutôt les caractères des vibrions de la putréfaction que ceux de la bactéridie charbonneuse, ou ce sont des bactéridies ayant subi un certain degré d'altération.

Les pustules décrites par M. Millet, si elles sont réellement d'origine charbonneuse, contiendraient les bâtonnets à un degré plus avancé encore d'altération puisque les bactéridies s'y sont montrées réduites à l'état de simples granulations réfringentes semblables à celles décrites en 1868 par mon père dans des pustules malignes dont l'eschare n'était constituée que par une ecchymose de la couche épithéliale profonde ; cela rendrait compte de leur inactivité. Dans ce cas il y aurait donc lieu de faire rentrer dans la catégorie des pustules charbonneuses, mais des pustules charbonneuses bénignes, un certain nombre de cas rapportés sous le nom de pustules gangréneuses, ou de pustules pseudo-charbonneuses.

ANATOMIE PATHOLOGIQUE.

Nous avons appris, au chapitre de l'étiologie, comment la bactéridie arrive au contact de l'organisme et ce que l'on sait de la façon dont elle y pénètre. Voyons ce qu'elle y devient et les lésions qu'elle y occasionne. Forcé d'emprunter la plupart des faits que je vais consigner ici aux recherches et constatations chez les animaux, je ne m'occuperai que le moins possible des lésions qu'elles y provoquent, si variées d'une espèce à l'autre. Ceux qui désireront de plus amples détails consulteront avec fruit l'intéressant travail de M. Toussaint, d'où j'extrais la plupart des faits qui suivent.

On trouve toujours des bactéridies dans le tissu conjonctif qui entoure le point inoculé ; elles y sont d'autant plus nombreuses qu'on s'éloigne davantage du moment de l'inoculation. «L'inflammation qu'elles déterminent provoque la formation d'un œdème qui leur sert de liquide de culture ; » ce qui pourrait contribuer à l'explication de cette remarque d'Enaux et Chaussier que la pustule maligne dans les régions où le tissu cellulaire est abondant et lâche est plus fâcheuse que celle qui affecte les parties où il présente des conditions opposées et où les fibres musculaires doublant la peau sont en quelque sorte confondues avec elle ; et de cette observation complémentaire de M. Guipon que, dans chacune des régions du corps, celles où le tissu cellulaire est le plus abondant ont présenté le plus de cas.

Dans les pustules, au troisième jour, les bactéridies sont disséminées par milliers en groupes, au centre desquels on ne trouve aucun autre élément, mais vers le pourtour elles forment des traînées mêlées aux cellules épithéliales. Elles se développent donc dans les couches épidermiques dépourvues de vaisseaux, et sont, par conséquent, isolées du reste de l'économie que leur destruction doit préserver (Davaine), sinon elles continuent leur marche. Nous savons que, ne trouvant pas assez d'oxygène dans le liquide de l'œdème, elles se reproduisent par segmentation, mais ne donnent pas de spores. Cet œdème s'étend dans la direction des vaisseaux lymphatiques ; il est formé d'une lymphe transparente, contenant de rares globules blancs et des bactéridies assez développées, mais n'atteignant jamais plus de 3, 4, rarement 5 ou 6 segments. Quant à la plaie qui a servi de porte d'entrée, elle est ordinairement cicatrisée.

Bientôt les bactéridies arrivent dans les ganglions lymphatiques ; là, dit M. Colin, « leur activité se décèle par une irritation spécifique. » Les ganglions malades sont tuméfiés, rouges ou noirâtres, souvent marbrés de taches sanguines, entourés d'un œdème jaune ou rosé, et renferment un assez grand nombre de bactéridies plus longues que celles du sang ; quelquefois le ganglion prend l'aspect d'un kyste rempli d'une sérosité contenant une immense quantité de bactéridies ; les tissus, les follicules, en sont farcis, et souvent la coupe ne présente qu'une sorte de feutrage formé par ces microbes.

Dans les espèces chez qui la maladie ne donne pas lieu à des ruptures vasculaires, les ganglions du point d'inoculation sont seuls envahis, les autres sont indemnes ; ils ne renferment point de bactéridies ; nous verrons qu'il n'en est pas toujours ainsi. Enfin dans les ganglions primitivement infectés, les bâtonnets sont devenus granuleux, irréguliers, en grande partie désagrégés et peu actifs.

Là, le microphyte est arrêté, comme les poudres du tatouage, comme le charbon dans les ganglions bronchiques ; il ne peut traverser ces organes, « qui ne laissent passer que les substances liquides. » Il doit auparavant provoquer leur inflammation ; « aussi voit-on le ganglion doubler ou tripler de volume dans l'espace de quelques heures. » Cet accroissement « laisse des voies plus larges au passage des substances solides. » A ce moment correspond la période de gonflement et de douleur ganglionnaire signalée par les cliniciens. La bactéridie parvient ainsi au second ganglion, et, de proche en proche, gagnant les gros trous lymphatiques, arrive dans le courant sanguin ; alors les vaisseaux lymphatiques en sont littéralement injectés : déjà l'on remarquait dans le sang un accroissement du nombre des globules blancs, qui tiendrait à l'inflammation ganglionnaire, et même une légère tendance des globules à s'agglutiner. Celle-ci doit être attribuée à une matière que Toussaint dit être sécrétée par les bactéridies. Voici comment il la décrit : « Lorsqu'elle existe en grande quantité, elle rappelle assez bien la gaine graisseuse des tubes nerveux frais...; elle forme autour de la bactéridie une enveloppe continue, étranglée de distance en distance, et, lorsqu'elle est isolée, des gouttelettes analogues à celles de la myéline. » Or, dans l'expérience consistant à filtrer sur le plâtre un liquide charbonneux, celui-ci, dépourvu de bactéridies et de pouvoir virulent, communique aux globules leur propriété agglutinative. D'après le même auteur, la substance dont il s'agit serait douée de propriétés phlogogènes, causes des accidents particuliers observés chez le chien, le cheval..... (ruptures musculaires, etc.) — Quelle est la durée de la période que je viens de décrire? Chez les animaux, elle est assez courte (12 ou 15 heures, Colin ; — 7 heures environ, Toussaint), mais chez l'homme?... Ici je ne puis donner que des résultats très approximatifs. D'une part, on lit dans Enaux et Chaussier qu'un maréchal s'étant piqué en ferrant un cheval, « il se forma *presque sur-le-champ* un point gangréneux; » d'autre part, on trouve un certain nombre de faits où l'éclosion de la maladie n'aurait eu lieu qu'au bout de huit, quinze jours même. Mais ces faits doivent être regardés comme exceptionnels, d'autres plus circonstanciés, d'un diagnostic plus sûr, seront nécessaires pour faire admettre ces limites extrêmes. Généralement, c'est du quatrième au sixième jour que les bactéridies semblent arriver dans le sang; c'est du moins ce qui ressort du plus grand nombre des observations. Il est bien entendu que je réserve ici les cas où la bactéridie a pu s'introduire directement ou très rapidement dans le courant sanguin. C'est à cette circonstance particulière qu'il faut probablement attribuer le développement des phénomènes généraux avant toute manifestation extérieure dans les observations où cette marche insolite a été notée. Celle de Routier et Regnard en offre un assez bel exemple. Le malade se coupe en se rasant et dans la journée transporte des quartiers de viande sur son épaule. Le premier jour, on n'observe rien; le second, apparition des phénomènes généraux, frissons, difficulté de la station..., cyanose, cou très gonflé, etc. Puis la cyanose se généralise; difficulté de la respiration, pouls filiforme, syncope, délire. On constate dans le sang la présence de 1 bactéridie pour 5 globules; et enfin l'écorchure a pris les caractères de la pustule maligne. (Voir également les observations rapportées par Mauvezin.) Ces cas prouvent aussi que la pustule maligne est une lésion locale et non une conséquence ou une condition indispensable de l'infection générale.

Une fois dans le sang, le microbe se développe rapidement et n'en sort plus à moins de ruptures vasculaires, dit Toussaint; voici comment il s'y comporte d'après ce qu'il a observé sur le vivant : « Bientôt la circulation se ralentit dans tous les points de l'épiploon, soit par suite de l'obstacle que les parasites offrent au sang, soit en raison de la viscosité des globules. On voit alors un grand nombre de bactéridies isolées au milieu de ceux-ci, ou réunies par petits groupes. » Ces agglomérations passent facilement par un capillaire rectiligne, mais dans un capillaire flexueux on les voit s'arrêter, osciller quelques instants, puis être de nouveau emportées. « Cependant il arrive que le courant moins rapide ou trop faible n'est pas suffisant pour les entraîner ; elles arrêtent alors d'autres bactéridies et le nombre en est bientôt assez grand pour faire une véritable embolie. Sitôt qu'un bouchon s'est produit, on voit les bactéridies se presser dans les capillaires voisins et bientôt tout un réseau capillaire est obstrué... Dans les vaisseaux oblitérés, les globules rouges ne circulent plus, mais avant que la lésion soit ainsi complète on voit souvent quelques globules passer dans les capillaires et prendre le chemin de nombreux méats situés entre les bâtonnets enchevêtrés ; le globule s'étire, reste quelquefois attaché par un point à une extrémité de bactéridie, puis enfin se détache ; » aussi en trouve-t-on rarement dans les capillaires oblitérés. La circulation devient alors très difficile, il n'y a plus que des oscillations dans les capillaires, les veines se remplissent, le cœur droit droit se distend, éprouve une grande difficulté à se contracter, et bientôt la mort arrive.

Chez le cheval, l'âne, si les lésions locales sont identiques, il n'en est pas de même des désordres généraux (œdèmes plus considérables, ecchymoses, marche), qui peuvent se rapprocher de ceux observés chez l'homme.

Toussaint attribue les ruptures des capillaires soit à ce que la paroi en est devenue plus friable, ce que l'on peut rapporter à l'action de la matière phlogogène dont j'ai déjà parlé, soit à ce que sous l'effort de la pression sanguine les capillaires éclatent derrière l'embolie. Ces ruptures pourraient former des inoculations profondes se comportant comme l'inoculation primitive (infiltration ganglionnaire, engorgements, etc.), opinion pouvant alors se rapprocher jusqu'à un certain point de celle d'Houël qui considère les plaques gangréneuses du tube digestif comme des pustules malignes internes. Pour mon père, ces plaques seraient au contraire de véritables plaques gangréneuses dues à l'action de la bactéridie. Je pense quant à moi que les deux lésions peuvent exister, mais qu'il ne faut pas prendre pour des pustules internes les plaques gangréneuses dont la formation s'explique tout naturellement après ce que j'ai dit de l'action du microbe sur les vaisseaux, le sang et la circulation.

Les causes auxquelles je viens de faire allusion ne doivent pas être seules indiquées pour expliquer la mort. La bactéridie est un être aérobie et elle soustrait au sang l'oxygène nécessaire à la vie. Nous avons vu également que, dans une préparation, elle se développe beaucoup plus dans les endroits où elle se trouve facilement en rapport avec le milieu respirable ; aussi doit-elle atteindre un développement plus considérable dans le poumon, absorbant ainsi d'une part une portion de l'air qui aurait dû passer dans le courant sanguin, empêchant d'autre part les globules de venir en quantité suffisante renouveler leur provision d'oxygène.

Peut-être y aurait-il encore lieu, comme le veut M. Colin, de tenir compte des altérations du sang qui est devenu visqueux, a perdu une partie de son aptitude à se charger d'oxygène (et pourtant les caillots exposés à l'air rougissent facilement, superficiellement il est vrai), dont la fibrine est molle, en partie dissoute et de plus augmentée, dont les globules laissent échapper le contenu, dont le sérum s'empare de la matière colorante dissoute qui ne paraît plus stimuler suffisamment le système nerveux, le cœur, les muscles, la nutrition, la calorification; la faiblesse des contractions du cœur, le défaut d'ampleur de la respiration, l'essoufflement au moindre effort, la faiblesse musculaire..., indiquent que tout est frappé d'ataxie. Bien certainement la chimie nous dira quelque jour à qui est due la perte des propriétés générales du sang (Ac. méd., 10 novembre 1878).

On voit d'après les altérations du sang que nous venons de citer, qu'il serait injuste de dire avec Robin : « Ce qui concerne en propre la constitution de ces humeurs... a toujours été laissé de côté par ceux qui n'ont étudié dans les maladies infectieuses que ce qui est de nature végétale et étranger à l'organisme infecté; » mais il est permis de douter que la chimie puisse résoudre une question qui semble aussi complexe, d'autant que « la compositiou intime ou immédiate propre du sang est connue au fond avec trop peu de précision pour qu'on puisse se rendre compte en détail des altérations que les ferments causent dans le plasma » (Robin). En attendant, on possède peu de documents à ce sujet. Quelques analyses ont été faites par MM. Chauveau et Arloing, d'autres à l'étranger. Voici la seule que j'aie trouvée, des gaz de la respiration chez l'homme. A ce moment la température était tombée à 33°. Le malade absorbe 7 litres d'O et excrète 6 l. 300 de CO^2. On voit que les oxydations étaient considérablement diminuées; à peine atteignaient-elles 1/3 de l'état normal; ce fait est d'ailleurs en corrélation avec la chute de la température. Nous ne croyons pas, ajoutent les auteurs, que les 15 litres d'O qui auraient dû être absorbés en plus aient été utilisés par les bactéridies, car notre appareil nous eût accusé leur disparition. On remarquera d'ailleurs que la véritable asphyxie à laquelle succombait le malade était spéciale puisque le rapport CO^2/O était normal, tandis que dans les asphyxies mécaniques les combustions continuent à s'opérer et le rapport de l'acide carbonique s'élève d'autant.

Dans la séance du 9 février 1878, MM. Regnard et Jolyet faisaient part à la Société de biologie d'une expérience faite sur un chien et dont les résultats étaient confirmatifs des précédents. Ils avaient, en outre, avant l'inoculation, recherché la capacité respiratoire du sang : 100 gr. de celui-ci absorbaient 20 cc. d'O. Le lendemain alors qu'il était plein de bactéridies, le sang absorbait jusqu'à 26 cc. d'O, soit 6 cc. de plus.

Je serais, quant à moi, assez porté à voir là une preuve de plus en faveur de l'asphyxie mécanique, les globules continuant à fonctionner normalement, mais ne pouvant arriver en aussi grand nombre à la surface du poumon. D'autres faits viennent corroborer cette façon de voir. La respiration d'un air assez chargé d'oxygène pour ranimer une allumette éteinte ne semble ni retarder ni accélérer la mort d'un lapin qu'on y avait placé! Outre la viscosité des globules qui augmente la difficulté de la circulation, l'oblitération déjà presque complète des vaisseaux du poumon apporte une grande difficulté au passage du sang du cœur droit dans le cœur gauche, les artères sont déprimées et la section de la radiale ne donne qu'une hémorrhagie insignifiante, mais le sang artériel est toujours rutilant. Le cœur droit ne se vide pas, il se contracte avec une grande difficulté et cesse de battre avant le cœur gauche. La différence des globules du sang veineux à ceux du système artériel est de plus de 1,000,000 par millimètre cube.

On comprend, en outre, combien le système nerveux doit être frappé par cette absence de circulation.

En revanche, il me faut enregistrer ici des résultats qui viennent infirmer quelques-uns de ceux que j'ai cité plus haut. Ainsi, l'avidité des bactéridies pour l'oxygène serait telle que le sang artériel d'un animal peut, au moment du dernier soupir, ne plus contenir que des traces d'oxygène ; mais ce n'est que dans le cas où leur quantité est vraiment prodigieuse. Il arrive parfois, au contraire, que les moutons inoculés meurent du charbon sans présenter au moment de la mort une notable quantité de bactéridies ; alors l'analyse du sang démontre qu'il contient toujours une quantité d'oxygène suffisante pour l'entretien de la vie. De même, beaucoup d'animaux succombent sans qu'il se soit formé traces d'obstructions capillaires dans les organes importants. Aussi, M. Chauveau pense-t-il que cette cause n'intervient guère efficacement en dehors de certains cas spéciaux où le microbe provoquerait l'explosion d'une pie-mérite hémorrhagique. Reste pour expliquer la mort l'intervention d'un poison spécial produit de la vie bactéridienne dans l'organisme.

Après la mort, si l'on pratique l'examen microscopique, voici généralement ce qu'on remarque :

Un fragment du poumon ne contient qu'un petit nombre de globules sanguins, il ne laisse « constater d'abord qu'un feutrage de bactéridies, » les vaisseaux n'y sont indiqués que « par les bactéridies qui les remplissent et au milieu desquelles on ne trouve que quelques rares globules. » Les capillaires très fins du cerveau, les vaisseaux des plexus choroïdes en sont également pleins. Dans les capillaires generaux, on trouve des bactéridies en grand nombre, quelquefois il n'y a pas un seul globule au milieu d'elles, d'autres fois, on trouve des paquets de bactéridies alternant avec des amas de globules, entassés derrière elles... Dans les veinules, placées derrière les obstructions, les mycrophytes sont plus rares. Dans les veines plus grosses elles forment des traînées de hachures parallèles, avec des affluents ; les globules sont rejetés tout autour, en sorte que l'on aperçoit une colonne blanche bordée de rouge de chaque côté. Les bactéridies semblent avoir une certaine tendance à s'agglutiner, et parfois leurs amas sont visibles à l'œil nu, sous forme d'un point grisâtre coupant la colonne sanguine. Enfin, j'ai déjà dit, d'après Delafond, que les bactéridies, enserrées dans le caillot, étaient devenues rares dans le sérum.

Tout cela donne parfaitement raison des lésions et des symptômes que l'on observe chez l'homme ; mais il ne faut pas oublier que la plupart de ces constatations ont été faites chez les animaux et attendent encore leur confirmation dans l'espèce humaine.

J'ai réservé, pour la mettre mieux en relief, l'étude d'une lésion plus spéciale à notre espèce et qui présente un intérêt particulier en raison de l'application qui peut, qui *doit* en être faite au diagnostic. Des études histologiques importantes à ce point de vue ont déterminé avec précision le siège des bactéridies dans les parties constituantes de la pustule charbonneuse et permettront lorsqu'on aura recours à ce mode d'investigation de la reconnaître avec facilité, malgré la déviation spontanée de ses caractères physiques ou les altérations qu'elle pourrait avoir subies ; enfin, surtout de la distinguer des diverses pustules qui empruntent plus ou moins ses caractères. Voici le résumé de ces recherches.

La pustule maligne se compose principalement de deux

parties distinctes, d'une eschare et d'une aréole vésicu-
leuse qui l'enchâsse. L'eschare est plus apparente que
réelle et n'est souvent qu'une ecchymose constituée par
une extravasation de sang dans les couches épithéliales
profondes, se montrant au microscope à un faible grossissement sous forme de stries bleuâtres ou d'un rouge violâtre foncé, plus ou moins rapprochés les unes des autres.
On y rencontre rarement des bactéridies, mais des granulations plus ou moins grosses, douées du mouvement brownien ou de petits corps oscillants ressemblant à de très
courtes bactérides. *Celles-ci existent dans la sérosité fibri-
neuse infiltrée dans les couches épithéliales qui environnent
l'eschare* ; c'est là qu'elles abondent, *c'est là qu'il faut surtout les chercher* et qu'on peut les trouver avec la plus
grande facilité (Raimbert).

Les résultats des ces recherches ont été confirmés par
M. Davaine, qui a constaté que la pustule charbonneuse
est constituée en partie par des exsudats fibrineux inter-
posés aux cellules épithéliales, et qui renferment les bactéridies en nombre considérable. Il conseille, pour les mettre
en évidence lorsque les tissus de la pustule sont desséchés,
de dissoudre ces tissus par la potasse caustique et par l'a-
cide sulfurique. Ces réactifs, en mettant les bactéridies en
liberté, les font reconnaître sans hésitation, car elles ont
pour caractère d'être inaltérables par la potasse caustique
et par l'acide sulfurique.

PRONOSTIC.

Un cas de pustule maligne étant donné, porter un pronostic exact est chose assez ardue. Aussi doit-on accueillir
avec empressement tout ce qui tend à nous donner des no-

tions certaines sur l'évolution de la maladie à l'état normal ou après les déviations ou les modifications qu'elle peut présenter, soit naturellement, soit par suite du traitement institué.

Il y a, en effet, trois points d'un intérêt capital sous le rapport du pronostic.

L'économie sera-t-elle infectée ? Rien de nouveau n'a été fait à ce point de vue; tout au plus pourrait-on ajouter quelques lignes, s'il était absolument certain que les cas dont je parlais à la fin du chapitre précédent sont bien de nature charbonneuse. D'ailleurs nous ne possédons pas, à ce sujet, des renseignements assez positifs pour autoriser un médecin prudent à se borner à l'expectative pure dans le cas de maladie charbonneuse bien constatée.

L'économie est-elle infectée ? Ici, nos connaissances sont plus précises. A cette période, Tardif rapporte « de nouveaux cercles de vésicules que l'on voit se former autour de l'eschare; » quelquefois même très loin du siège primitif, par exemple, sur le thorax, quand la pustule maligne siège au bras. Sans revenir sur la fièvre charbonneuse, sur les symptômes généraux autrefois décrits, on peut dire que nous possédons déjà des indications suffisantes; sauf à chercher l'explication des faits où, les bactéridies ayant pénétré déjà dans le sang, l'individu affecté aurait pu guérir par la cautérisation, et à en tirer les conséquences.

Y a-t-il un signe qui puisse donner au médecin la certitude qu'il a détruit le mal, qu'il est inutile de revenir sur le traitement, surtout quand celui-ci consiste en des applications caustiques ? Sous ce rapport, on avait déjà des renseignements, renseignements d'une grande valeur, sans doute, mais quelquefois infidèles et dont l'absence entre autre ne pourrait être un sûr garant que la cautérisation devait être renouvelée. Ce critérium, on l'a cherché dans l'examen de la température, et un élève de M. Després en a fait le sujet de sa thèse inaugurale. Les conclusions auxquelles il est arrivé sont les suivantes :

« La température s'élève en même temps que les phénomènes locaux apparaissent; elle monte de plus en plus, à mesure que l'affection continue son cours. »

La cautérisation, quand elle est suffisante, amène toujours une chute de la température dans les vingt-quatre heures qui suivent; dans le cas contraire, la température continue à s'élever (1).

On peut être sûr, ajoute M. Delon, que le mal est arrêté quand la température baisse d'un degré le lendemain de la cautérisation. Dans ce cas, si on fend l'eschare, on trouve toujours des traces de pus entre les parties profondes et les tissus sains, et les deux symptômes sont en corrélation parfaite. (Delon, th., 1876.)

Reprenant ces conclusions, M. Buès (th., 1877) accorde la première, à condition que l'on entende par phénomènes locaux « non la vésicule à son début, mais l'eschare qui suit la rupture de la vésicule. » Quant à la seconde, elle n'est pas, dit-il, rigoureusement exacte dans tous les cas, et il cite une observation dans laquelle la température avait, le lendemain de la cautérisation, augmenté de 0°,3;

---

(1) Voici un extrait des observations consignées dans ce travail, et qui ont servi de base pour établir ces propositions.

Obs. I. — Avant la cautérisation 39,5 ; après la cautérisation la température, au lieu de tomber, s'élève à 40° ; le soir on fait une nouvelle cautérisation, T. 40,4 ; 24 heures après, 37,9 ; le soir, 38.

Obs. II. — Avant la cautérisation, 38,5 ; 24 heures après, 37,3 ; le soir, 38°.

Obs. III. — Matin, 38,9, cautérisation ; le soir, 38,1 ; le lendemain : matin, 37,9 ; soir, 38°.

mais se basant sur l'état général du malade, M. Péan ne crut pas nécessaire de cautériser à nouveau ; le surlendemain, la température tombait de 1°,6 ; dans une autre, la température, abaissée de 0,6° en 24 heures, tombe de 2° en 48. Aussi modifierait-il ainsi la seconde conclusion : la cautérisation, quand elle est suffisante, amène toujours une chute notable de la température dans les 48 heures qui suivent.

Relativement à la première des propositions, je rappellerai simplement l'opinion de M. Verneuil admettant deux mouvements fébriles, l'un primitif, inflammatoire, en rapport avec les symptômes locaux, s'élevant dès que se montre l'eschare, et un autre secondaire, qui relève de l'infection générale.

Pour la seconde, s'il est vrai que la température tombe souvent après une cautérisation suffisante, on pourra se tenir pour satisfait si l'on observe cette chute au bout de 24 heures. Dans le cas où elle n'aurait pas eu lieu, ou si elle était peu sensible, il y aurait lieu de s'appuyer sur les autres signes : froncis de M. Harreaux, éruption de vésicules à contenu séro-purulent..., et en particulier sur la présence du pus au-dessous de l'eschare ; attendre 48 heures serait peut-être exposer la vie de son malade. D'autres observations sont encore à désirer.

TRAITEMENT.

Sans parler de tous les modes de traitement, depuis la tomate, depuis la ponction splénique vantée par les Allemands, il faut jeter un coup d'œil sur les agents dont l'emploi a donné les plus sérieux résultats, de façon à les rapprocher des méthodes nouvellement préconisées.

On emploie, pour combattre les affections charbonneuses, la cautérisation, les applications de substances diverses, les injections hypodermiques, le traitement général.

La cautérisation se fait à l'aide de caustiques chimiques,
soit liquides : acides énergiques, beurre d'antimoine..., soit
solides : potasse, sublimé, chlorure de zinc, pâte de Vienne...
ou au moyen du cautère actuel.

Les acides ont un certain nombre d'inconvénients que
ne compensent aucun avantage particulier. Ils tachent et
brûlent les objets qu'ils touchent, ils fusent, et l'eschare
qu'ils produisent ne saurait être limitée en profondeur ni
en largeur ; ils donnent une eschare glutineuse, à travers
laquelle le sang ne tarde pas à transsuder, gênant plus ou
moins la suite de l'opération ; aussi sont-ils à peu près
laissés de côté.

Ces remarques s'appliquent également au beurre d'antimoine, autrefois fort employé en Beauce, et dont les médecins portugais font encore un fréquent usage.

Pour les mêmes raisons l'on n'usera pas de la potasse,
qui présente en outre l'inconvénient de s'altérer ; mais à
ces quelques défauts près, défauts inhérents à sa substance,
c'est un excellent caustique si on l'emploie par la méthode
de Bourgeois, d'Etampes, ou méthode par dilution ; elle
agit alors rapidement et offre l'avantage que le médecin
voit ce qu'il fait.

Quant à la pâte de Vienne, qui présente quelques-uns
des inconvénients précédents, on n'en a pas toujours de
suffisamment fraîche à sa portée, et son eschare est assez
longue à tomber. Elle présente en revanche l'avantage
d'agir rapidement et sous les yeux du médecin, qui peut
l'empêcher de fuser. Nélaton la mettait au premier rang

et M. Pont de Gaudelu dit en obtenir les plus beaux résultats.

M. Després emploie le chlorure de zinc. Après avoir ex-
cisé l'eschare, il place de petites boulettes d'amadou trempées dans une solution saturée de ce sel (18 pour 15). Par-
dessus on met un cataplasme, qui modère l'inflammation.
Au bout de 24 heures, on incise l'eschare qui s'est formée ; si l'on trouve du pus, c'est que la cautérisation a été
suffisante ; on continue les émollients ; si l'on trouve du
sang, on recommence l'application caustique : voilà l'indi-
cation du traitement. Ses avantages seraient la circonscri-
ption, l'indolence, l'absence de phénomènes toxiques.

Le sublimé met un certain temps à agir, et le médecin
ne peut diriger son action aussi rigoureusement qu'avec la
potasse employée par dilution. On lui a fait en outre le reproche de donner lieu à des accidents d'hydrargyrisme,
mais ces inconvénients sont plus apparents que réels ; un
médecin qui se conformerait aux règles tracées pour son
application n'aurait pas lieu de les redouter. Facile à conserver et à transporter, le médecin peut l'avoir toujours
sous la main au moment où il est appelé à s'en servir ;
grand avantage pour celui qui exerce là où l'on rencontre
généralement le charbon, c'est-à-dire à la campagne, avantage qui peut même compenser et au delà quelques légers
inconvénients, que l'on a beaucoup exagérés. Il est des
plus faciles à appliquer et très bien supporté du malade,
tous avantages qui ne sont pas à dédaigner dans la pratique. L'eschare dense, épaisse, d'un centimètre de profondeur, bien limitée, se détache facilement ; enfin il se développe à l'entour une réaction assez vive, qui a toujours été
regardée comme favorable, opinion que semble confirmer
ce qui se passe chez le chien, par exemple. En effet, si l'i-

noculation a lieu dans le tissu cellulaire, il y a inflammation, et l'animal échappe à l'infection. C'est aussi ce que
semble confirmer ce qu'écrivait, au commencement de l'année, M. Dumolard, de Vizille (*Lyon médical*). Il distingue
deux espèces de pustules, l'une infectante, l'autre non,
toutes deux résultat « du virus charbonneux, qui, tantôt
réagit énergiquement en amenant autour de la pustule un
travail inflammatoire qui barre le passage au virus et em-
pêche l'infection générale, et qui tantôt reste inerte, alors
que les bactéridies envahissent les tissus. »

Cet avantage se retrouve également dans l'emploi du
cautère actuel, qui, de plus, a cela de commun avec la méthode de Bourgeois que l'on peut varier la forme et l'étendue de la cautérisation ; en revanche, l'eschare en est peu
épaisse (2 à 3^{mm}), ce qui explique les résultats assez souvent
infidèles que l'on en obtient, et fournit une longue suppu-
ration. Il faut aussi tenir compte de la vive appréhension
qu'il cause au malade, appréhension bien légitime quand
on voit Lisfranc obligé de faire, dans une seule séance, dix-
huit applications au même point. « Dans les parties situées
autour des gros vaisseaux, il paraît présenter moins de
danger que tout autre caustique ; non seulement alors on
peut graduer à volonté la brûlure, mais on risque moins
de les blesser ; ceux-ci, à la manière des muscles, se cris-
pent sous la chaleur de l'instrument et s'en écartent,
comme nous l'avons constaté expérimentalement. » (Salmon.)

Un autre procédé de destruction du virus charbonneux
par la chaleur serait l'application d'un marteau chauffé à
51°, maintenu pendant un quart d'heure sur la partie malade. Ce traitement, proposé par Davaine, est fondé sur la
estruction des bactéridies par une chaleur de 48°, n'a pas

reçu la sanction de la pratique, et des expériences de Colin
ont montré que l'on n'élevait pas sensiblement par ce procédé les liquides sous-jacents. (Nov., déc., 1879.)

Agents divers. — On aurait obtenu de bons résultats
avec du jus de citron, un mélange de sel et de vinaigre.
Behan et Luton emploient le chlorure de soude ; Schwann
l'écorce de chêne. Dans la Gazette de Strasbourg, 1865,
Raimbervilliers vante le perchlorure de fer ; mais dans le
cas qu'il rapporte, on lui voit employer la teinture d'iode,
l'acide sulfurique... Dans les journaux portugais de 1873,
on recommande l'application après rupture des vésicules,
d'un emplâtre de poix de Bourgogne saupoudré de la même
substance. Dans le Journal de thérapeutique, 1876, un médecin polonais, M. Grzimala, préconise les vésicatoires, et
M. Bourget, d'Aix, réclame la paternité de ce traitement.

Sans revenir sur ce qui a été dit tant de fois, à savoir
que l'on a vu des cas de charbon parfaitement confirmé
guérir spontanément, je ferai remarquer que la plupart de
ces traitements sont basés sur des observations peu nombreuses, dont beaucoup auraient eu besoin d'être appuyées
de démonstration microscopique. Aussi bien ne veux-je
pas dénier, à *priori*, une certaine efficacité à ces agents,
dont l'action est peu énergique ; plus inoffensif sera le re-
mède, meilleur il sera. Je rapporterai tout à l'heure d'autres recherches, mieux établies, faites dans cet ordre
d'idée. On conçoit l'action d'un certain nombre des substances dont je viens de parler ; mais ce que l'on doit chercher
avant tout, c'est de mettre le plus sûrement possible le
malade à l'abri du danger ; si l'on avait un moyen de savoir les cas qui peuvent relever de ces médications, on
pourrait y avoir recours : malheureusement l'on n'est pas

encore suffisamment fixé à cet égard. Aussi n'insisterai-je
pas non plus sur le traitement par les feuilles de noyer
autour duquel on a fait grand bruit il y a quelque temps,
et sans relever les assertions parfois étranges de M. Ra-
phaël, sans m'arrêter au déni de justice dont il se plaint,
je regretterai qu'il se soit « gardé de raconter sous forme
d'observation de nombreux faits » lui qui ne croit pas tenir
compte des observations « courtes et qui manquent de détails, » et qui reproche à M. Pommayrol que ses observations étant très incomplètes, « il faut croire au diagnostic
sur parole. » Je m'associerai simplement aux paroles de
M. Regnault (d'Alfort) quand il dit : « Je cautériserai
d'abord, sauf à appliquer ensuite les feuilles de noyer si
la maladie ne paraissait pas suffisamment enrayée. En
agissant ainsi, je croirai ma responsabilité mieux assurée. »

On a cherché à remplacer la cautérisation, qui laisse
toujours après elle des cicatrices plus ou moins apparentes
par l'ingestion ou l'injection de substances qui ont la propriété de détruire les bactéridies. Je ne parlerai pas des
tentatives faites sur les animaux et dont les résultats font
dire à M. Toussaint qu'il n'y a pas à l'heure actuelle un
seul exemple bien avéré de charbon guéri par les injections.
M. Bert (Soc. biol., 1869), faisant des inoculations, a même
vu succomber *d'abord* les animaux traités par l'acide phénique.

M. Davaine, ayant déterminé, je l'ai dit, la puissance
neutralisante de plusieurs agents a conseillé l'injection
sous-cutanée d'une solution d'iode au 500ᵉ ou d'acide phénique au 100ᵉ. La guérison obtenue par MM. Collot et
Jaillard (obs. de Stanis. Cérard) parut confirmer le résultat de ces expériences. M. Bourguignon a publié aussi

(Rev. sc. méd., 1877) une observation qui semble concluante. Nombre d'autres ont paru ; malheureusement les espérances que l'on avait conçues étaient exagérées.

Dans le même temps, mon père poursuivait un but semblable et traitait avec succès par l'injection hypodermique d'une solution d'acide phénique au 50e, un cas d'œdème charbonneux et plus tard deux cas de pustule maligne (Gaz hebdomadaire, 1875, p. 387). Le traitement dit antivirulent, lui ayant semblé avoir eu une grande part dans ces guérisons, il fut encouragé à l'employer ; mais dans les faits nouveaux qu'il recueillit, l'action des injections souscutanées neutralisantes n'a pas toujours répondu à l'espoir qu'elles lui avaient donné. Voici les observations nouvelles des cas où il en a fait usage.

OBSERVATION II,

Dav..., 19 ans, charretier, s'aperçoit le 28 août dans la journée qu'il a un petit bouton à la partie supérieure du mollet gauche. Ce bouton ne lui occasionne qu'un peu de démangeaison ou de cuisson lorsqu'en marchant son pantalon vient à frotter dessus.

Ayant beaucoup marché le 27, le mollet est enflé le 30 d'une façon assez considérable, en même temps il est devenu assez douloureux. Le bouton s'est sensiblement élargi. Pendant toute la journée il continue à travailler ; le soir voyant sa jambe très gonflée il vient consulter.

A la partie supérieure du mollet gauche existe une pustule ovalaire formée par un anneau vésiculeux plus développé en haut et en dedans ; le centre en est déprimé et d'une teinte grisâtre. Toute la pustule a environ 1 cent. dans son plus grand diamètre. Elle repose sur une tuméfaction dure, tendue et diffuse, qui ne permet pas de reconnaître s'il existe un noyau induré sous-jacent. Cette tuméfaction comprend tout le mollet, elle est plus développée vers la partie inférieure de la jambe jusqu'à la naissance du tendon d'Achille. La peau a une teinte rose assez vive, et la pression y développe un peu de douleur. Du côté du jarret, la tuméfaction est moins prononcée et ne dépasse guère le creux poplité. Le malade accuse du malaise, de la courbature, des battements douloureux dans la tête ; le pouls est fréquent.

Dans la ferme où cet homme est charretier, il meurt de temps en temps des moutons du sang de rate. Les corps de deux moutons morts de cette maladie ont été abandonnés sur le sol au voisinage de la ferme ; ils y sont encore actuellement.

Traitement. — Six piqûres sont faites à 1 cent. du pourtour de la pustule avec la seringue de Pravaz et en dirigeant obliquement la pointe de l'aiguille dans le tissu cellulaire situé au-dessous de la pustule. Le liquide injecté qui consiste en une solution d'acide phénique au 50ᵉ sort par quelques-unes des premières piqûres. En plus de ces injections, il en est pratiqué sept autres autour des premières à environ 5 cent. les unes des autres. Immédiatement après ces injections, il se produit une diminution très sensible du gonflement de la jambe, qui de dur qu'il était devient mou et dépressible ; le père du malade, présent, en fait lui-même la remarque. La peau, en outre, a pâli et la pustule a pris une teinte grisâtre terne.

La surface de la pustule est abrasée pour enlever l'anneau vésiculeux, et le centre, gratté avec un bistouri, donne la sensation d'un tissu coriace. Un fragment de sublimé de la gros seur d'un petit pois est ensuite déposé sur le centre de la pustule et maintenu avec des feuilles de papier Fayard superposées.

Examen microscopique. — Le produit du grattage examiné au microscope contient des bactéridies immobiles, quelques-unes sont agitées d'un très léger mouvement d'oscillation ou de balancement ; il en est qui sont inégales sur les bords ou crénelées. On y rencontre aussi quelques fines granulations agitées de mouvement brownien. Le liquide provenant des piqûres faites autour de la pustule n'a présenté aucune bactéridie.

31 août. À la levée de l'appareil, il reste environ un tiers du fragment de sublimé non dissous sur l'eschare qu'il a produite. Le gonflement persiste mais il a beaucoup perdu de sa dureté. Compresses imbibées d'acide phénique à 1/50, taffetas gommé par-dessus.

1ᵉʳ septembre. Le gonflement continue son mouvement rétrograde, il n'existe plus qu'une petite différence entre les deux mollets. Le pouls qui hier encore était très fréquent tombe à 78. Appétit.

Le 2, soir. Le mollet est complètement revenu à son volume normal et la peau a sa coloration naturelle; aucune trace d'engorgement autour de l'eschare. — Panser avec : axonge camphrée et onguent de la mère p. e.

OBSERVATION III.

X... est une fille de 3 ans et demi. Ses parents sont marchands de peaux de moutons, qu'ils vont acheter de ferme en ferme, et nécessairement ils en rapportent d'animaux morts du sang.

Le 6 août. Ils s'aperçoivent que l'enfant porte au côté externe de la paupière inférieure droite, un petit bouton accompagné d'un léger gonflement.

Les 7 et 8. Le mal ne fait pas de progrès; on y applique du vinaigre.

Le 9, matin. Le gonflement de la paupière ayant considérablement augmenté on amène l'enfant. Il y a sur la paupière inférieure une tache brunâtre, ovalaire, déprimée au centre, de 4 à 5 millim. dans son plus grand diamètre. L'épiderme qui l'entoure est infiltré de sérosité, dans une étendue de 3 millim. environ, sans former de véritables vésicules, mais constituant une légère saillie jaunâtre. Une aréole érythémateuse de 3 à 4 millim. de largeur l'environne. Les deux paupières sont très tuméfiées; la tuméfaction s'étend un peu à la partie supérieure de la joue.

Trois piqûres sont faites autour de la pustule avec l'aiguille à injection dont on pousse la pointe au-dessous, vers le centre de la pustule, et une quatrième sur la partie la plus saillante de l'œdème de la paupière inférieure. Ces piqûres laissent échapper un peu de sang et de sérosité. Injection d'une solution d'acide phénique au 50°; le liquide ressort en partie par une des premières piqûres. Après l'injection faite dans la paupière, celle-ci prend une teinte sombre, plombée. La surface de la pustule est ensuite raclée; la partie centrale brunâtre est dure et peu profonde. Un fragment de sublimé gros comme un grain de chènevis est déposé sur le centre de la pustule et maintenu avec du diachylon.

Examen microscopique. — Le produit du grattage contient des bactéridies ; mais le liquide issu des ponctions n'en contient pas.

Le 10. L'eschare produite par le sublimé a près de 1 cent de diamètre. Le gonflement des paupières est un peu moindre, mais il a augmenté du côté de la joue et s'étend jusque sous la mâchoire inférieure derrière l'angle de laquelle existe un ganglion engorgé. Pouls fréquent. — Compresses imbibées d'acide phénique à 1/50 et recouvertes de taffetas gommé.

Le soir, le gonflement de la joue a fait de notables progrès ; il s'étend en bas jusqu'à la partie supérieure du cou, en dedans aux lèvres, en arrière à l'apophyse mastoïde, à l'oreille, à la tempe qui est le siège d'une tension élastique. Tous ces parties sont chaudes et d'une couleur rose assez accusée, ce qui est d'un pronostic favorable. Autour de l'eschare quelques vésicules contenant un liquide clair. Injections dans différentes directions aux paupières, sur la joue, la tempe, dans le ganglion sous-maxillaire engorgé d'une solution d'iode au 1/500e et d'une solution d'acide phénique au 50°. Cinq ou six injections au moins de chaque solution.

Le 11. La tuméfaction a peut-être un peu augmenté, elle atteint les paupières du côté sain, mais elle a perdu de sa rénitence, elle est notablement plus molle à la partie inférieure de la joue, à la tempe, au front ; elle conserve sa dureté autour de l'eschare. Les vésicules sont flétries et reposent sur un tissu rouge violâtre. Ces tissus sont chauds et douloureux. Au microscope on ne trouve de bactéridie ni dans la sérosité, ni dans les débris des vésicules. Cataplasmes arrosés d'eau phéniquée ; taffetas gommé.

Le 12. La mère vient dire que la diminution du gonflement a continué surtout depuis la veille au soir.

Le 13. Le gonflement a disparu au cou, au menton, à la joue, à la tempe et au front. Les paupières des deux yeux sont seules œdématiées, mais ridées. Guérison assurée.

Dans ces deux observations, la nature charbonneuse de la maladie est établie par l'existence de bactéridies dans le produit de grattage des pustules. Le traitement par les injections hypodermiques a un effet remarquable dans la première : il détermine une diminution rapide qui se manifeste presque immédiatement et continue les jours suivants. Dans la deuxième, cette diminution se fait un peu plus attendre, mais, dans les tissus où ont eu lieu les injections, se développe une réaction qui est ordinairement d'un heureux augure et peut faire prédire la guérison prochaine. L'objection qu'on peut faire est que dans les deux cas, le traitement par les injections a été compliqué de cautérisation au sublimé.

Après avoir transcrit des observations dans lesquelles la méthode hypodermique ou anti-virulente ne semble pas étrangère à l'heureuse issue de la la maladie, je vais en citer d'autres où elle a complètement échoué.

OBSERVATION IV.

T..., cultivateur, 39 ans environ, fortement constitué, s'aperçut le 31 juillet 1875 qu'il avait un bouton à la partie supérieure de la poitrine. Ce bouton situé un peu au-dessous de l'articulation sterno-claviculaire cause une démangeaison qui porte le malade à le tourmenter avec une épingle ; mais le 1ᵉʳ août voyant qu'il se manifestait autour de la rougeur et du gonflement, celui-ci vient consulter.

On observe alors un point central noir qui n'est entouré de quelques vésicules que d'un seul côté. L'eschare et les vésicules n'occupent qu'une surface de 3 à 4 millimètres. Il n'existe pas de noyau d'induration mais un gonflement diffus accompagné d'une rougeur érythémateuse, chaude, sur une surface d'environ 10 à 12 cent. carrés.

Gonflement et rougeur ne remontant pas du côté du cou. Pas de fièvre, pas d'accidents généraux. Incision de la pustule et introduction avec une allumette d'un peu d'acide chlorhydrique dans la plaie (Ces détails ont été communiqués par le médecin traitant.)

2 août. Le mal a fait des progrès, augmentation de la rougeur

autour du point cautérisé, et aussi du gonflement. Cautérisation avec le sublimé dans la largeur d'une pièce de 2 fr.

Le même jour mon père appelé en consultation trouve le malade dans l'état suivant. À l'endroit indiqué existe une eschare de 2 cent. de diamètre environ, dont le centre est occupé par une incision cruciale. Au-dessous toute la partie antérieure du thorax est le siège d'une tuméfaction œdémateuse, indolente, qui s'étend en bas jusqu'à l'appendice xyphoïde, à droite et à gauche jusqu'aux seins; de ce dernier côté elle envahit le devant de l'aisselle où elle est tremblotante. La peau offre sur ces parties une coloration rouge terne assez intense se rapprochant de celle de l'érysipèle.

Elle est parsemée de taches blanchâtres ou jaune pâle plus ou moins larges et à contours irréguliers. Cette rougeur comme frangée sur ses bords ne présente pas le bourrelet de l'érysipèle. Des taches rouges isolées se remarquent à peu de distance au-dessous, Pouls à 78 environ, de force normale; peau sans chaleur. Pas de nausées. Le malade ayant voulu se lever a été pris de vertige et est tombé.

Dans la matinée sept injections de teinture d'iode étendue d'eau ont été pratiquées.

Après avoir recueilli dans un petit tube un peu de sérosité et de sang écoulés de quelques piqûres pratiquées, mon père inocule seize fois le contenu d'une seringue de Pravaz emplie d'une solution d'iode à 1/500. Ces injections sans déterminer une très vive douleur sont suivies d'une sensation de cuisson ou de brûlure. — Cataplasmes arrosés d'eau-de-vie camphrée. Eau vineuse.

Dans la soirée du même jour, douze injections sont encore faites.

Le 3. La rougeur et la tuméfaction occupent une plus grande surface et descendent jusqu'à la partie supérieure de l'abdomen. Des phlyctènes se sont développées autour de l'eschare. Le pouls est faible et très fréquent.

Dans l'après-midi, toute la surface du devant de la poitrine est d'un rouge terne légèrement violâtre et parsemé de taches blanchâtres; au niveau du sein droit, tache bleuâtre comme ecchymosée, de la largeur d'une pièce de 5 fr. La rougeur s'étend jusqu'à la partie supérieure de l'abdomen. Tout le tissu cellulaire sous-cutané est œdématié, et tremblotant sur les côtés de la poitrine, La tuméfaction s'étend sur l'abdomen jusqu'au niveau des hanches mais sur cette partie, la peau a conservé sa coloration naturelle. La peau est froide et sudorale; le pouls est imperceptible; des vomissements ont lieu de temps en temps. L'intelligence est conservée, la respiration un peu accélérée, pas d'assoupissement. La mort a lieu dans la soirée.

Examen microscopique, inoculation. — La sérosité sanguinolente, extraite du tissu cellulaire sous-cutané par quelques piqûres faites à la peau, contient des bactéridies. Quelques gouttes de cette sérosité délayées dans un peu d'eau distillée sont injectées sous la peau d'un cobaye sans amener sa mort. Cette même sérosité sanguinolente conservée dans le tube, du troisième au septième jour de son extraction, a subi un certain degré d'altération; on y observe beaucoup de vibrions, des bactéridies les unes intactes, d'autres en voie de décomposition : ces dernières sont brisées et comme formées de granulations en voie de se séparer au lieu de présenter des bords uniformes et une cohésion laissant à peine distinguer les granulations qui les composent. — Globules de sang étoilés.

Inoculation sous la peau d'un cobaye d'un peu de cette sérosité mêlée à de l'eau distillée. Mort du cobaye cinquante à soixante heures après l'inoculation. A l'examen microscopique de la sérosité infiltrée dans le tissu cellulaire aux environs de la piqûre, du sang du cœur et de la rate, on trouve des bactéridies et un grand nombre de granulations, d'inégal volume, agitées du mouvement brownien; l'agitation sur place appartient aux plus petites; les plus grosses ont un mouvement plus marqué de rotation, ou de tournoiement avec propulsion en avant, existant encore quand deux granulations sont accolées, il devient moindre à mesure qu'un plus grand nombre de granulations sont réunies; l'acide acétique arrête ce mouvement.

Les bâtonnets sont composés de 2 à 8 granulations placées sur la même ligne; elles ont un mouvement de balancement ou de propulsion en avant quand le nombre n'en dépasse pas 4 ou 6. Leur longueur occupe 20 divisions du micromètre oculaire; quelques-unes des granulations qui les composent paraissent assez faiblement réunies et même séparées en quelques points.

Cet état paraît à mon père provenir de la putréfaction du liquide inoculé. La bactéridie qui n'a pas subi d'altération putride ne laisse pas voir, sur ses bords qui sont réguliers, d'apparence granuleuse : si ce n'est à un fort grossissement, où leurs bords paraissent légèrement crénelés ainsi qu'il s'en assure en examinant du sang de la rate d'un mouton mort du charbon ; dans ce cas elles occupent 4 à 5 divisions du micromètre et ont un très léger balancement.

OBSERVATION V.

G..., femme de 45 ans environ, journalière, constitution un peu usée, s'est aperçue le 21 septembre 1876, à son réveil, qu'elle avait sur le bout du nez un petit bouton blanc (vésicule incolore sans doute), un second vint s'y joindre. Elle appliqua dessus de l'eau-de-vie camphrée. Le mal s'étendit, les ganglions sous-maxillaires s'engorgèrent et le 23 elle fit appeler mon père.

Le nez, depuis le bout jusqu'à la partie moyenne, est alors couvert de vésicules d'autant plus violacées ou ecchymosées qu'elles occupent le centre de l'extrémité nasale, celles de la circonférence sont pâles et plus petites. Les vésicules inégales, confluentes, s'étendent jusque sous la cloison et latéralement aux deux ailes du nez ; ces parties ne sont aucunement douloureuses, on peut les toucher, les presser entre les doigts, sans exciter aucune douleur. Le nez a augmenté de volume et autour des vésicules a une teinte légèrement animée. Les paupières supérieures sont aussi un peu œdématiées. Les ganglions sous-maxillaires sont tuméfiés, douloureux, ainsi que le tissu cellulaire qui les entoure. — Pouls un peu fébrile, mou. — Abrasion des vésicules et application sur la surface dénudée d'ouate imbibée d'une solution d'iode à 1/500.

Cette femme n'a pas de rapports de contact avec des bestiaux pouvant lui communiquer le charbon ; mais lorsque celui-ci s'est manifesté elle glanait dans un champ voisin d'un dépôt de matières animales, de débris d'animaux, formé par un cultivateur pour répandre dans son champ. De plus, chaque jour elle passait près d'un autre dépôt semblable établi par un boucher pour se débarrasser des restes de son étal ; des *mouches* qui en provenaient s'attachaient souvent à elle, sans toutefois qu'elle se soit sentie piquée.

Le 24. La surface de la partie abrasée a perdu sa teinte ecchymosée, elle est légèrement jaunâtre ; cette coloration paraît occuper la couche muqueuse ou épithéliale profonde de la peau qui a l'air mortifiée. Les paupières sont un peu moins tuméfiées, et le tissu cellulaire des joues un peu plus. La peau est chaude, d'un rouge plus prononcé. Les ganglions sous-maxillaires ont plutôt diminué. Pouls 84, mou; pas de céphalalgie ni d'autres symptômes généraux. Même traitement.

Le soir, le gonflement des joues a augmenté et est devenu élastique; l'œdème des paupières inférieures a gagné les supérieures. La surface abrasée est comme tomenteuse, d'un gris jaunâtre; nouvelles phlyctènes sur l'aile droite du nez. Tuméfaction sous-maxillaire molle et tremblotante s'étendant à la partie antéro-supérieure de la poitrine. Mucosité et gêne dans le pharynx; un vomissement bilieux dans la journée, Pouls 90, — Cette augmentation fait renoncer au traitement par la solution d'iode; cautérisation au sublimé.

Le 25. La tuméfaction des joues a sensiblement diminué, aussi celle des paupières; état stationnaire du gonflement et sur le devant de la poitrine. Toute la surface du bout du nez est convertie en une eschare sèche. Pouls 90; sueurs, soif. — Cataplasmes.

Le 30. Depuis la veille, la diminution du gonflement n'a pas cessé de faire des progrès; aujourd'hui toute trace en a disparu au visage. Les ganglions sous-maxillaires sont encore un peu tuméfiés, durs et douloureux. Guérison assurée.

Examen microscopique. Inoculation. — Une parcelle des vésicules abrasées examinée, on constate dans la sérosité qui infiltre les cellules épithéliales de nombreuses bactéridies. La sérosité qui suinte de la surface en est à peu près dépourvue. Le 30 septembre, inoculation sous-cutanée à un cobaye de 5 à 10 gouttes d'eau dans laquelle on a trituré les débris épidermiques sanguinolants provenant des vésicules abrasées. Mort du cobaye 36 à 40 heures après. On ne trouve pas de bactéridies dans la sérosité qui infiltre le tissu cellulaire sous-cutané de l'abdomen, mais le sang de la rate en renferme de très grandes quantités sous forme de filaments, à bords très unis, dont la longueur occupe deux à trois cinquièmes du micromètre oculaire.

Observation VI.

M..., cultivateur, 54 ans, a ressenti le 10 mai, en sortant d'un bois, une démangeaison sur le dos de la main gauche, sans s'être aperçu d'avoir été piqué par une mouche. Le soir, il avait sur cette partie un petit bouton vésiculeux.

Les 11 et 12, il se montra autour et à la base de ce bouton un gonflement qui augmenta progressivement sans causer de douleur notable.

Le 13. M... va trouver un médecin qui constate la présence sur le dos de la main, d'un point grisâtre, déprimé, à la base d'une vésicule. Il n'existe pas d'aréole vésiculaire mais une aréole rouge violâtre autour du point déprimé. Le gonflement occupe tout le dos de la main et une partie de l'avant-bras. — Cautérisation. Cinq ou six injections sous-cutanées d'une solution phéniquée à 1/50ᵉ.

Le 14. Le gonflement continue à s'étendre, il occupe tout l'avant-bras et même une partie du bras. On recommence quelques injections.

Dans la soirée, tout le bras est envahi. Application de compresses trempées dans une décoction de feuilles de noyer.

Le 15. On appelle mon père qui trouve le malade dans l'état suivant : Sur le dos de la main, près de la tête du premier métacarpien existe une eschare de 1 centimètre de diamètre, entourée de vésicules inégales, noirâtres et au-dessous desquelles le derme est ecchymosé. La main, l'avant-bras et le bras sont le siège d'un gonflement énorme qui distend la peau d'une manière excessive et lui donne l'aspect du marbre sauf la rénitence élastique que l'on constate jusqu'à l'épaule. La poitrine à droite et en avant commence à être envahie par le gonflement qui y est mou et légèrement tremblotant. A la partie inférieure de l'avant-bras, la peau dans une étendue de 5 centimètres environ, est le siège d'une coloration violâtre avec phlyctènes disséminées ; sur la face dorsale on remarque quelques points d'un blanc jaunâtre, déprimés, et environnés d'une légère aréole violâtre : ils correspondent aux points où ont été faites les injections phéniquées. Toutes les parties gonflées sont indolores, mais il existe une sensation de constriction, d'engourdissement et de lourdeur. Pouls très fréquent régulier, de force modérée. Soif vive. — Incision de 5 à 6 cent. sur la surface interne et externe de l'avant-bras. Compresses imbibées d'une solution phéniquée à 1/50e. Taffetas gommé. Limonade vineuse. (La sérosité contenue dans les phlyctènes qui entourent l'eschare et celle qui s'écoule d'une longue incision à la partie moyenne de l'avant-bras est recueillie pour un examen ultérieur.)

Le soir, le gonflement a considérablement diminué dans toute l'étendue du membre par suite de l'issue d'une grande quantité de sérosité; hernie du tissu cellulaire par les incisions les moins longues; disparition de la rénitence élastique. — Dix injections de la solution d'acide phénique à la partie supérieure de l'avant-bras et inférieure du bras. Pansement des plaies avec de la charpie imbibé d'hypochlorite de soude et d'eau à parties égales. Compresses imbibées de la solution phéniquée autour du bras. Taffetas.

Le pouls est très faible, fréquent et intermittent. Vomissement des boissons; soif; pas de céphalalgie. On dit le malade atteint d'asthme et de maladie du cœur. La respiration est courte, accélérée et un peu bruyante. Le cœur ne peut être examiné.

Le 16, au matin, la résolution continue ses progrès, le membre a recouvré sa souplesse presque partout. Le pouls est très faible, fréquent et inégal, intelligence conservée. Facies non altéré, un peu pâle. — Même pansement.

Mort le soir à 7 heures.

Ce cultivateur ne perd pas de bétail du sang, mais en face de lui demeure un marchand de moutons chez qui il en succombe fréquemment.

Examen microscopique. — Il existe des bactéridies dans les cellules épithéliales, infiltrées de sérosité, des phlyctènes développées autour de l'eschare. Il en existe aussi dans la sérosité extraite de l'incision.

Inoculations. — 1º Le 15. Injections sous-cutanées sur le dos d'un cobaye de 10 à 15 gouttes de sérosité. Mort du cobaye 36 à 40 heures après. A l'autopsie, pratiquée le 17 à 4 heures du soir, on trouve de la sérosité contenant des bactéridies, infiltrée dans le tissu cellulaire du dos. Le sang de la rate, qui est augmentée de volume, contient une quantité considérable de microbes; il en existe beaucoup moins dans celui du cœur, mais on y rencontre une multitude de petites granulations agitées d'un vif mouvement d'oscillation, presque de tournoiement sur place. Ces granulations sont légèrement ovoïdes, à petite extrémité, comme terminée par une petite pointe : elles paraissent un peu plus grosses que ne le comporte la fragmentation du corps d'une bactéridie.

2° Au même moment, inoculation à un autre cobaye de 3 ou 4 gouttes de la même sérosité, et, par la même canule laissée en place injection de 20 à 30 gouttes d'une solution d'acide phénique au 50°. Mort du cobaye environ 60 heures après. A l'autopsie pratiquée le 18 à 4 heures du soir, on constate une infiltration de sérosité occupant le tissu cellulaire de l'échine (lieu d'injection) et de tout le côté droit de l'abdomen. Cette sérosité, le sang du cœur et celui de la rate contiennent des bactéridies.

Passons aux médications générales, je ne parlerai pas des émissions sanguines vantées par M. Sacken de Nancy, et qui peuvent être si dangereuse (Bourgeois). Seuls les médicaments pris à l'intérieur méritent de fixer un peu l'attention. Jusqu'ici les médecins ont simplement conseillé, mais sans avoir l'air d'y attacher une bien grande importance, les excitants diffusibles et les toniques : café, vins, quinquina. Il y a peut-être lieu de demander plus qu'on ne l'a fait à cette classe d'argents. Nous avons vu que l'alcool frappe de mort la bactéridie et que celle-ci trouve dans l'organisme des conditions si peu favorables à son développement, « qu'il devrait suffire de diminuer très peu ces conditions favorables pour empêcher complètement leur développement ; » or, les Belges le donnent jusqu'à produire l'ébriété, et ils disent obtenir des cures merveilleuses (Tardif). Il y aurait peut-être lieu de faire à ce sujet des recherches nouvelles.

CONCLUSIONS.

La cause des maladies charbonneuses est l'introduction dans l'économie d'un microrganisme qui peut s'y multiplier et entraîner la mort de l'individu atteint. Le microbe peut se présenter sous deux formes : l'une peu résistante, le bâtonnet, l'autre ne se détruisant que difficilement, le corpuscule germe. Sous cette dernière forme, le baccillus anthracis peut même se conserver presque indéfiniment, et dans des circonstances favorables reproduire la maladie. Quelles conditions président à son évolution ? A quels moments se divise la bactéridie, à quel autre produit-elle des spores ? Quand son activité est-elle le plus à craindre? Comment se fait-il qu'elle puisse spontanément disparaître de l'organisme infecté ? On l'ignore.

Qu'elle arrive au contact de l'organisme sous forme de spores ou de bâtonnet, peu importe la spore se développant alors en baccille ; c'est celui-ci seul que l'on rencontre en cas d'infection charbonneuse. Les conditions qui favorisent l'envahissement de l'économie, celles qui s'y opposent sont peu connues ; le régime, une atteinte récente n'y semblent pas étrangers. Comment agit-il ? Est-ce par son avidité pour l'oxygène, par sa multiplication excessive et l'obstruction qu'elle entraîne, par les altérations chimiques que sa présence amène dans le sang, par le développement d'une matière toxique qu'elle produit où dont elle provoque le développement, nous avons vu sur quoi repose chacune de ces hypothèses et quelles sont celles qui répondent le mieux à

l'observation, mais la question n'est point encore tran-
chée.

D'où vient le microbe? Sans vouloir rechercher son origine, première question insoluble aujourd'hui, nous savons
maintenant qu'il peut nous atteindre, venant soit des dépouilles, même ayant subi certaines préparations, soit du
sang, frais ou desséché des animaux atteints, et cela immédiatement ou médiatement, transporté alors par les ins-
truments, par des objets contaminés, ou encore par les
mouches ; l'infection par les mouches non piquantes est
jusqu'ici la seule démontrée.

Pouvons-nous le prendre sur le sol ou sur les plantes,
aucun fait ne le prouve encore. Les animaux étant pour
nous le point de départ de la maladie, c'est chez eux que
nous devons chercher à l'éteindre. Il sera bon pour cela de
veiller à leur alimentation, surtout de rejeter les aliments
secs, les herbes coupantes, s'ils n'ont été préalablement
amollis, les fourrages venus sur des prés argileux, alterna-
tivement inondés ou brûlés par le soleil, sur les terrains
infectés, qu'ils le soient naturellement ou par des cadavres
charbonneux ; peut-être, joindre à la nourriture des bestiaux le carbonate de chaux grâce auquel M. Delaunay
prétend avoir préservé ses vaches (th. d'Haueur 1875) ;
enfin les envoyer pâturer sur les terrains où semble s'éteindre la maladie. Si un animal tombe malade, il serait pré-
férable de l'abattre afin qu'il ne puisse infecter les autres,
par ses déjections, par exemple, comme le mouton qui,
quelque temps avant sa mort, rejette « une urine rosée
renfermant des globules sanguins et des bactéridies très
longues (Toussaint). » L'animal mort, le mieux serait de le
brûler ou tout au moins de l'envoyer dans un de ces clos
d'équarissage dont l'établissement a déjà fait diminuer

beaucoup les cas de maladies charbonneuses. Si l'on est obligé de recourir à l'enfouissement, on choisira de préférence les terrains dont j'ai parlé, mais surtout on aura soin de jeter dans la fosse la terre sur laquelle l'animal a succombé, sur laquelle il a pu être dépouillé, on y associera une substance active comme la chaux capable d'opérer la destruction des matières organiques et des germes qu'elles renferment (Bouley, Rec. méd. vet. 79); des recherches sont encore nécessaires. Enfin on désinfectera les lieux où l'animal est mort, on devra échauder les peaux et ne pas faire usage de la viande.

Les recherches que je viens de résumer nous ont encore appris que, jusqu'à nouvel ordre, le charbon spontané, le charbon symptomatique, au moins tel qu'on l'entendait, n'existent plus. Nous avons vu l'anatomie pathologique en concordance parfaite avec les symptômes observés, appris la marche de la bactéridie et l'influence de l'étude des ganglions. Nous savons que l'on *doit toujours* rechercher la présence de la bactéridie, et où cette recherche doit se faire. La bactéridie demeure plusieurs jours sous la peau, à moins de circonstances particulières, isolée, pour ainsi dire, de l'organisme, qui sera préservé si on la détruit alors. Comment arrivera-t-on à ce but? Il ressort de ce que j'ai dit que l'on ne peut compter sur les injections hypodermiques, encore moins sur les médicaments internes. Cependant on est, d'après les résultats acquis, autorisé à faire usage de l'injection iodée ou même phéniquée. Somme toute, le meilleur traitement est encore la cautérisation. Nous avons vu quels avantages pratiques offre le sublimé et l'inanité des reproches qu'on lui adresse. Quoique inférieure sous certains rapports et n'ayant pas la sanction d'un aussi long usage, la méthode de M. Bourgeois présente cependant des avantages qui la recommandent; et le cautère actuel ne sera préféré que s'il y avait à craindre le voisinage de quelque vaisseau important. Enfin l'on pourra administrer au malade l'alcool à haute dose, qui, s'il ne répond pas à ce qu'en ont dit les Belges, servira toujours à le relever.

On voit, par ce rapide tableau que, j'avais raison de le dire, peu de maladies sont actuellement aussi bien connues. S'il y a eneore quelques points à élucider, ils n'ont presque tous qu'un intérêt secondaire. La voie est tracée, et les étapes parcourues permettent d'espérer que l'on arrivera bientôt à un résultat définitif.

TABLE DES MATIÈRES

PREMIÈRE PARTIE.

DEUXIÈME PARTIE.

MALADIES CHARBONNEUSES.

Paris. — A. PARENT, imp. de la Faculté de Médecine, r. M. le Prince, 29-31.

9 782016 144626